edition suhrkamp

Redaktion: Günther Busch

Vom Tod sprechen in aller Regel, obschon auch sie nur selten und eher zögernd, die Alten und die Kranken – er prägt sich ein in ihre Erwartungen, schärft ihre Ängste, sie sind ihm nahe, auch dann, wenn sie seine Drohung verdrängen. Was aber bedeutet der Tod für Kinder und Jugendliche? Wie nehmen sie ihn wahr? Ergreift er Besitz von ihren Vorstellungen, Phantasien, von ihren Gefühlen? Wie antworten sie auf das Erlebnis des Sterbens? In welche Sprache fassen sie den Schrecken, das Leid, das Unvertraute?

Ginette Raimbault, Psychoanalytikerin, arbeitet an einem Pariser Kinderkrankenhaus. Über viele Jahre hin hat sie, als Augen- und Ohrenzeugin, beobachtet, wie Kinder auf Todesfälle und Siechtum reagieren, wie sie umschreiben, symbolisieren, was mit ihnen und in ihrer Umgebung geschieht, wie sie Unglück und Trauer verarbeiten, sich dem Entsetzlichen stellen – in Gesprächen untereinander sowohl wie mit Erwachsenen (Eltern, Verwandten, Ärzten). Der Band enthält Aufzeichnungen solcher Gespräche und Darstellungen der Todeserfahrung: Kinderreden vom Tod, die von Ginette Raimbault einfühlsam und genau analysiert und gedeutet werden.

Ginette Raimbault

# Kinder sprechen vom Tod

## Klinische Probleme der Trauer

Suhrkamp Verlag

Titel der Originalausgabe: *L'enfant et la mort. Des enfants malades parlent de la mort: Problèmes de la clinique du deuil*
Aus dem Französischen übersetzt von Rainer Harnisch.

edition suhrkamp 993
Zweite Auflage, 7.–9. Tausend 1981
 Satz, in Monotype Garamond, bei LibroSatz, Kriftel. Druck: Nomos Verlagsgesellschaft, Baden-Baden. Gesamtausstattung Willy Fleckhaus.

# Inhalt

*Der Vater sagt zum Sohn: Hilf mir sterben.*
*Der Sohn sagt zum Vater: Hilf mir leben.*

Dieses Buch ist all den Kindern und Eltern gewidmet,
die einwilligten, daß ihre Worte Zeugnis ablegen.

# Vorwort von Pierre Roger

Auch Kinder sterben. Epiktet nimmt es hin, Camus lehnt sich dagegen auf. Die Familien, das Pflegepersonal, der Chor in der Antike resignieren, brechen zusammen, empören sich oder schweigen. Aber die Tatsache läßt sich nicht verleugnen, und der Erwachsene nimmt seine Zuflucht zu Doppeldeutigkeiten. Und das Kind? Schriftsteller und Analytiker, Wissenschaftler und Künstler haben versucht, seine Todesvorstellungen einzukreisen, ihre Verzerrungen aufzuspüren, ihre feinen Nuancen durch und in Erwachsenen-Symbole und Erwachsenen-Worte zu übersetzen. Die Aufklärung, zu der sie beitrugen, erschien mir immer entstellend: entweder besserwisserische Interpretation oder romantische Rührung oder offensichtlicher Versuch, sich zu entlasten.

Dieses Buch handelt von der Erwartung des Todeskampfes und des Todes. Es enthüllt zudem die klinischen Erscheinungen der Trauer. Hier sprechen Kinder, die im Sterben liegen. Ihre Worte, ihre Sätze, ihre Erzählungen und ihre Träume bezeugen das Erleben ihres Leids, den Abbruch ihrer Entwicklung, die Verformung ihres Körperbildes. Wir treffen auf unbehauene und verletzende, ungeschickte und aggressive, nicht beschönigende Dokumente. Sie sind wie die Zeichnungen kleiner Kinder von schreienden Farben, von flüchtiger Kontur und unvollständiger Form; sie entspringen einer Gedankenwelt, die die Verschleierung durch Perspektive und Attrappen nicht kennt – ebenso wie diese schönen und sinn-vollen Zeichnungen.

Ginette Raimbaud besitzt die Gabe, zuhören zu können. Mit leichter Hand geleitet sie uns über Strudel und Untiefen, die Strömung nutzend. Ihre Interpretation ist subtil und wortkarg, ihr Geheimnis liegt in der Kunst der Anordnung und Darstellung. Ihr Buch wurde von sterbenden Kindern geschrieben. Dadurch wirkt es so wahrhaftig, reich an Gefühlen und beispielhaft. Welche Erzählung wäre erschütternder als die *Silberne Uhr,* welche Definition des Todes umfassender als »Nichts weiter als ein Kreuz« – mit der ganzen Doppeldeutigkeit dieses Symbols?

Einzelne Sätze, Seiten, Bilder, Lücken dieses Buches mögen uns unerträglich vorkommen. Als Arzt finde ich mich hier unheilbaren Kindern gegenüber, die mich beobachten und beurteilen. Wer beobachtet wen in unseren Krankenzimmern, wie im Zoo? In jeder Zeile erwacht wieder Hoffnung und zerbricht, inmitten der wirbelnden Lebendigkeit der Mütter, Väter, Brüder, Schwestern, der wirbelnden Lebendigkeit der anderen, der Lebenden, die lernen, heiraten, Erfolg haben werden. Unerträglich, aber notwendig. Und für uns, arme Erwachsene, die wir die Wahrheit unserer Kinder verleugnen, erhellend. Aber gelingt es uns wirklich, die Wahrheit zu verbergen? Dieses Buch wird uns nicht berühren, ohne uns zu schockieren. Der Feldprediger von Glières* sagte, es gebe keine Erwachsenen.

*) Glières, Hochebene im Massiv des Bornes, Teil der französischen Voralpen in Savoyen. 1944 kämpfte hier ein Teil der Résistance gegen die deutsche Besatzungsmacht.

## *I. Kapitel*
# Ihre Stimme – unser Schweigen

»Was soll ich Ihnen sagen? Die Ärzte fragen mich nicht, meine Mama weiß Bescheid«, erklärt der achtjährige Jacques. Deutlicher noch stellt der siebenjährige Raymond es fest: »Alles, was ich sagen kann, entnehme ich den Worten von Mama, die sagt . . .«

Unwissenheit und Vergessen werden von den Eltern unterstützt:

– »Du wirst es vergessen«, sagt die Mutter zu Raymond –, worauf er demjenigen, der versucht hatte, mit ihm zu sprechen, einen Blick zuwirft und ihm zuruft: »Die Worte, die bleiben drinnen, die tun weh.«

– »Deine Erinnerungen werden sich verwischen«, sagt die Mutter zu Colette und unterstreicht ihre Worte mit einem scheinbar wissenschaftlichen Argument: »Ein Blutgerinnsel drückt auf dein Erinnerungszentrum.« Während eines langen Krankenhausaufenthaltes erklärt Colette: »Ich finde die Zeit lang, ich langweile mich, ich bin enttäuscht, aber später werde ich mich daran nur wie an einen verschwommenen Traum erinnern.« Während späterer Krankenhausaufenthalte wünscht sie jedoch, mit uns über ihre »Einbildungen«, über ihre Alpträume zu sprechen.

Dieses gewollte Nichtwissen kann sich selbst im Verwischen der Spuren, der vom Standesamt festgehaltenen Daten bekunden. Die achtjährige Muriel »kennt ihr Alter nicht«, denn ihre Mutter beläßt sie weiterhin in einer Vorschule und erklärt sie immer noch und bis auf ewig für fünf Jahre alt. Sie wechselt oft ihren Wohnsitz, um nicht aufgespürt zu werden: Muriel darf nicht sechs Jahre alt werden wie ihre Schwester, die an derselben Krankheit verstarb.

– »Diese Kinder sind anscheinend so. Es ist ihre Krankheit, die sie so macht.« (Natürlich, aber welche Krankheit, welches Leiden?)

– »Man weiß nicht, was sie denken« . . .

Solche Bemerkungen gelten nicht ausschließlich todkranken Kindern, sondern Sterbenden allgemein. Man kann sie zum Beispiel auf einer Station für erwachsene Krebspatienten hören.

Das Schweigen ist die Maske, die die Rolle und die Funktion des Sterbenden, des Kindes oder des Erwachsenen, gegenüber den Wünschen der Lebenden verbirgt. Jedes glaubwürdige Gespräch erweist sich als unerträglich, niemand ist fähig, den Worten des Verurteilten zuzuhören, niemand kann ihm antworten. Er ist zu einem offiziellen Schweigen verdammt, das sein Schweigen im Tod vorwegnimmt.

*Untereinander:*

Christoph ist fünf Jahre alt. Er leidet an einer Nierenerkrankung, die tödlich verlaufen wäre, wenn man ihn nicht an die künstliche Niere angeschlossen und ihm eine Niere transplantiert hätte. Er geht unter Aufsicht einer kleinen Nachbarin spazieren, die ihn vor möglichen Unfällen warnt:

Sie: »Wenn du fällst und ein Auto kommt, überfährt es dich und du bist tot.«

Er: »Auch gut, dann muß ich nicht mehr an die künstliche Niere.«

*Zur Mutter:*

Camille ist 8 Jahre alt. Seit seiner frühen Kindheit ist er krank, er spricht oft vom Tod: »Weißt du, Mama, eines Tages werde ich ganz weit weggehen, und ich werde dich nicht mehr wiedersehen ... Beim nächsten Mal wirst du mir ein ganz heißes Bad einlaufen lassen, damit ich sterbe.« Aus »Erschöpfung« bittet er seine Mutter darum, seine Bitte entspricht dem verzweifelten Wunsch des Vaters: »Wir werden damit nicht fertig. Wenn er doch bald sterben könnte!«

Wenn der Vater diesen Wunsch auszudrücken wagt, so deshalb, weil er an seiner Liebe zu seinem Kind nicht zweifelt. Bei einem hoffnungslosen Fall kann eine Pflegeperson den gleichen Mut haben, wenn sie die gleiche Liebe empfindet, die es auch Salomon ermöglicht hat, unter den beiden Frauen die Mutter des Kindes zu erkennen.

*Zum Pflegepersonal:*

Jeannette ist 11 Jahre alt. Sie ist an einem Hirntumor erkrankt, sie beklagt sich über das Schweigen der Erwachsenen: »Die sagen mir nichts, aber ich weiß, ich habe einen Tumor. Man stirbt ... Kinder sterben, auch ich werde sterben.«

Wenn wir diese Worte kranker Kinder so deutlich herausheben, so deshalb, um von Anfang an das Schweigen, das Verkennen und die Selbsttäuschung zu geißeln, die Erwachsene als Schutzwall aufrichten: zwischen dem Kind und dem Tod, in Wirklichkeit jedoch zwischen dem Tod und ihnen selbst. Diese Worte können Kinder denken. Aber sie können nur gehört und aufgenommen werden von denjenigen, seien es Kinder oder Erwachsene, die sich von diesen Gedanken erreichen lassen. Wenn ein Kind niemandem begegnet, der sich in seine Lage zu versetzen vermag, wenn es nur auf Schweigen oder Lüge trifft, dann schweigt es auch selber.

Aber, so werden einige einwenden, ein Kind *weiß* nicht, was der Tod ist. Selbst wenn es über ihn spricht, hat es nicht die gleiche Vorstellung von ihm wie wir. Das soll heißen, es hat überhaupt keine Vorstellung vom Tod. Und wir? Wer wollte behaupten zu wissen, was der Tod ist? Kinder brauchen keineswegs philosophische Konzepte, um sich mit dem Tod auseinanderzusetzen, um ihn zu sehen, um an ihn zu denken, sich ihn vorzustellen, ihn zu akzeptieren, ihn abzulehnen.

Rosa. Sie ist 5 Jahre alt. Sie wurde nach einem akuten Nierenversagen ins Krankenhaus eingeliefert. Sie zeichnet, und mittels ihrer Zeichnungen spricht sie von Gott und der Welt, vor allem jedoch von Personen ihrer Umgebung. Ihren Großvater hat sie zuletzt gezeichnet: »Ich zeichne ihn, aber man sieht ihn nicht mehr, er ist tot . . . (Schweigen). Er ist auf dem Friedhof. Er ist begraben.« Sie unterbricht ihren Kommentar. Sie schweigt. Außer solchen Kommentaren zu ihren Zeichnungen spricht sie nicht ein einziges Wort vom Tag ihrer Aufnahme ins Krankenhaus an und findet die Sprache erst wieder, als sie entlassen wird. Von ihrer Familie getrennt, tut sie, als sehe sie nicht mehr, als könne man sie nicht mehr sehen: Sie ist wie ihr Großvater. Wie ihre Eltern uns erläutern, verhält sie sich jedesmal in charakteristischer Weise, wenn sie ins Krankenhaus kommt, sei es für eine einfache Untersuchung oder um für eine Weile dort zu bleiben: Sie liegt auf der Lauer nach Leichenwagen, sie zählt sie und ist verwundert, wenn sie auf der Fahrt von zu Hause ins Krankenhaus keinem begegnet. Sie ist buchstäblich vom Tod besessen, mit ihren Eltern spricht sie häufig über die Toten, die sie kennen. »Sie lebt den Tod«, sagt ihre Mutter.

Bei ihrem letzten Aufenthalt auf der Station ist sie erschöpft, durstig und bleibt still. Während ihre Mutter ängstlich zusieht, wie sie sich gefährlich aus ihrem Bett herausbeugt, um ein Glas auf ihrem Nachttisch zu erreichen, sagt Rosa zu ihr: »Wenn ich falle, breche ich mir den Kopf, dann bin ich tot, und es ist vorbei.«

Der Tod scheint von Rosa als Aus-dem-Gesichtsfeld-Verschwinden wahrgenommen zu werden; seine Erwähnung hemmt den Ausdruck der bildlichen Vorstellungswelt. Der Tod ist mit dem Krankenhaus, mit der Krankheit und den Schmerzen verbunden, deren Ende er bedeutet.

Raymond ist 9 Jahre alt. Er leidet an einer Mißbildung der ableitenden Harnwege, und sein Krankheitsbild wird bald mit den gegenwärtigen therapeutischen Möglichkeiten nicht mehr beeinflußbar sein. Er zeichnet oder versucht vielmehr, eine Familie zu zeichnen, und sagt dazu: »Es wird schwierig sein!«

Seine Zeichnung ist niemals beendet, sie wird immer wieder verbessert und ist stets voller Lücken.

Danach versucht er ohne großen Erfolg, sich selbst zu zeichnen: »Ich hab niemals solche wie die da kennengelernt«, sagt er, indem er seine Zeichnung betrachtet. »Die sind nicht ganz klar im Kopf.« »Zum Glück schlafe ich nachts, und ich hab nie geträumt, ich hab nie Alpträume gehabt. Wenn Sie wollen, machen wir heute etwas zusammen. Ich werde meinen Radiergummi holen.«

Er zeichnet eine Reihe von Figuren, die wieder ausradiert werden, kaum, daß sie gezeichnet sind. Vor allem wird der untere Teil ihres Körpers, der seitlich Löcher aufweist, wegradiert, ganz entsprechend dem Bild, das er aufgrund seiner Krankheit bietet: Infolge der Harnwegmißbildungen trägt er an der Körperseite Beutel, in die die Harnwege münden.

Ausgehend von den Bildern des TAT-Tests spricht Raymond relativ frei: »Ich weiß nicht, was ich machen will«, sagt er, »ich weiß es noch nicht. Bei meinen Schwestern ist das anders, sie wissen schon, was sie wollen. Aber ich hab noch Zeit. Es beunruhigt mich nicht, nicht allzu sehr ... Ach was, es beunruhigt mich überhaupt nicht.«

Er weicht vor einem Geständnis zurück, das er in der folgenden Geschichte deutlich ausdrückt, die er mit einem lauten, bitteren Lachen beginnt: »Ich weiß nicht, was er gemacht hat, aber er hat sich umgebracht, er hat es nicht erklärt. Irgendwas ging nicht gut, er hatte Ärger. Das hat ihn gequält, und er hat sich lieber umgebracht, als es auszuhalten. Immer wenn es solche Geschichten im Fernsehen gibt, guck ich nicht hin. Ich mag die Toten nicht sehen.

Erstens ist es widerlich, zweitens mag ich kein Blut sehen, und drittens mag ich die Leute nicht sehen, die töten. Den Präsidenten Kennedy hab ich nicht ansehen wollen. Wenn man tot ist, ist man nichts (oder: *man* ist *Nichts*). Man lebt nicht mehr, man ist nichts mehr. Ich, ich mag das nicht.«

Angeregt, eine andere Geschichte, ausgehend von den Bildern des Tests, zu erzählen, meint er: »Sie führen mich vom Tod zur Liebe. Da ich mich in der Liebe nicht auskenne, weiß ich nicht, was ich Ihnen erzählen soll. Sie brauchen nur meine Schwestern zu fragen. Auch weiß ich nicht, ob ich jemals heiraten werde. In der Liebe und im Tod kenne ich mich nicht aus. Ich erzähl Ihnen das einfach so. Ich hab die Worte genommen, die Mama zu Ihnen sagt, um Ihnen was zu erzählen. Aber ich kenn mich damit nicht aus.« Dann fährt er fort: »Was soll ich sagen. Was weiß ich. Alles ist drin. Ich sehe nichts. Wenn man gestorben ist, gibt es nichts mehr, nur ein Kreuz. Also, ich mag nicht sterben. Ich weiß noch nicht, was ich machen will. Man fragt mich, aber ich weiß nicht, was ich machen kann.«

Raymond ist in einer Zwickmühle. Er mag nicht »sterben«, kann aber auch keine Zukunftspläne schmieden. Die Rolle, die ihm auferlegt ist, bewirkt, daß er nichts mehr kann, will und weiß. Dies ist vor dem Hintergrund der immer und immer wieder seiner Mutter gegenüber wiederholten Worte zu verstehen: »Ich, ich will nicht sterben.«

Lisa ist 13 Jahre alt. Obwohl ihre Krankheit nicht lebensbedrohend ist, spricht sie über den Tod ihrer Großtante, die starb, als Lisa 6 Jahre alt war.

»Jeder muß leben, und wenn das Leben um ist, stirbt man. Ich denk da so dran. Ich weiß überhaupt nicht, wie das sein würde. Man hat sein Leben gelebt, das ist gut, man stirbt, auch gut.«

Hinter dieser Nüchternheit drängt ihre Unsicherheit über ihr Schicksal hervor: »Die Lehrerin will mich Prüfungen machen lassen, aber ich habe keine Zukunftspläne.«

Etienne leidet an einer sich verschlimmernden Nierenkrankheit. Er zeichnet: »Das da ist ein Mann, der unter einer Palme sitzt. Er ist in der Wüste, ihm ist sehr warm. Er hat Durst. Er schläft. Er träumt: Wenn ich ein wenig Wasser fände, könnte ich trinken, ich sterbe vor Durst!« Etienne lächelt, er selbst leidet unter Durst:

»Ich hab immer Durst, selbst wenn ich schlafe, und ich hab dauernd Kopfschmerzen, fast täglich. Ich sehe nicht gut. Im Park war einmal ein Schild, da war etwas geschrieben, und ich konnte es nicht sehen. Ich war mit meinem Vater und meinem Bruder und ich fragte, was sie sehen. Ich hab Angst gehabt, ich konnte nicht sehen. Es ist wie verschwommen. Vor Durst sterben ist das Schlimmste; denn die Krankheit, die ist immerhin weniger schlimm, man leidet weniger . . . Der Tod? Das ist traurig. Mein Onkel ist vor einem Jahr gestorben, er hatte Krebs. Es kommt darauf an, ob man Christ ist oder nicht, wenn man stirbt. Auf jeden Fall ist es traurig für die, die zurückbleiben. Die Christen wissen wenigstens, was danach kommen wird. Die Heiden wissen nicht so richtig, was geschehen wird. Ich weiß nicht genau, was das Paradies ist, ich weiß es nicht.«

Etienne drückt durch seine Zeichnung sein Symptom, den Durst, aus und seine tiefe Beunruhigung, möglicherweise zu verdursten. Einen Augenblick lang kann er sich durch Lachen von dieser Beunruhigung lösen, doch seine Ideenassoziationen führen ihn wieder zu seiner Angst vor anderen Symptomen zurück: Kopfschmerzen und Sehstörungen. Die Aufspaltung zwischen Durst und Krankheit ist ein geschickter, freilich wenig wirksamer Schutz gegen die Angst; denn beide führen unter mehr oder weniger großem Leiden zum Tod. Sein Vater und sein Bruder sahen die Schilder, die er nicht entziffern konnte. Er war von ihnen getrennt. Desgleichen hat er nicht die religiöse Zuflucht der Christen, die wissen, was danach kommt: Er »sieht« nicht.

Cäcilie ist 14 Jahre alt. Ihr Vater ist vor zwei Jahren an der Krankheit verstorben, der auch sie erliegen wird und von der sie sich befallen weiß: »Er hatte dieselbe Krankheit wie ich.«

Von einer Zeichnung, die eine liegende Person darstellt, sagt sie: »Dies ist eine Person, die aufwacht und an den denkt, der gestorben ist. Sie fragt sich, warum er gestorben ist. Sie wird stundenlang liegenbleiben und an den denken, der im Grab ist. Sie kann es nicht glauben, daß diese Person gestorben ist. Sie war mit ihr sehr eng verbunden. Dann wird sie nach Hause gehen, sehr traurig, und wird den Tod suchen . . . Na, sie wird ziemlich schnell sterben.«

Heißt das, daß man den Tod finden kann, aber daß man ihn nicht suchen darf? Muß man hinzufügen, daß Cäcilie die »tote« Person ist, die den Tod sucht oder ihm ziemlich bald begegnen wird? Später berichtet sie weinend von dem Priester, der sie im Krankensaal besuchte und dem sie nicht zur Messe folgen konnte, weil sie zu erschöpft war.

Ohne ähnlich deutlich über ihren eigenen Tod zu sprechen, spielt die elfjährige Gabriele indirekt im ersten Gespräch mit uns darauf an; dazu dient ihr eine Zeichnung, deren Thema sie selbst gewählt hat. Die Personen sind klar in lebhaften Farben gezeichnet: »Es ist ein Spaziergang auf dem Land, ein Picknick. Danach vergnügt man sich, man läuft, aber das ist gefährlich wegen der Pfosten.« Und sie zeichnet auf zwei Pfosten beiderseits einer Schranke die Aufschrift »Lebensgefahr«. Sie fährt fort: »Wenn es Blumen gäbe, würde ich sie pflücken. Wenn Brot da wäre, würde ich es den Schwänen geben . . . Wenn ich könnte, würde ich Gras essen . . . Aber da sind die Pfosten, und wenn man sie berührt, könnte man sterben.«

Gabriele leidet an einer Herzkrankheit, sie liegt ihr wie eine Last auf der Brust, ihre Atmung ist erschwert, und alle körperlichen Aktivitäten sind eingeschränkt. Ihre beiden Brüder sind ebenfalls im Krankenhaus, jedoch auf einer anderen Station: »Der jüngste kommt sehr oft hierher, er war dem Tod nahe. Ich komme schon seit vier Jahren.« Sie zeigt ihren verbundenen Finger: »Da war eine Warze, Papa hat sie mir verbrannt. Mein kleiner Bruder hat sie mir verpaßt. Er ist voll davon.« Ob es sich nun um Warzen oder um Todesgefahr handelt: Ansteckung droht.

Ansteckung oder Verschiebung. Die elfjährige Amelie bekundet uns wenn nicht ihr Wissen, so doch ihre Furcht vor dem Sterben: »Es ist traurig, von den Eltern getrennt zu sein. Ich bin zum ersten Mal im Krankenhaus, und ich kann nicht schlafen. Ich hab Alpträume, und niemand ist hier, um mich zu trösten. Nachts sehe ich eine tote Person. Wen? – Ach, vielleicht Frau S. . . . Sie hat sich um mich gekümmert. Mama hat mir gesagt, daß ich aufpassen muß, vorsichtig sein muß. Ein Herr hatte dieselbe Krankheit, und er hat einen Schlag auf eine Zehe bekommen, man hat ihm das ganze Bein abschneiden müssen. Das war der Mann von Frau S. . . . Mich beruhigt, daß meine Krankheit viel schlimmer ist.«

So ist die tote »Person« die Frau desjenigen, der dieselbe Krankheit wie sie hat. Ihm mußte man ein Bein abnehmen. Was wird man mit ihr machen, deren Krankheit doch viel schlimmer ist? Wer könnte diese Angst besänftigen?

Ausgehend von realen Ereignissen, der Geburt und dem Tod seiner Zwillingsbrüder, tut uns Marcel ruhig und gelassen kund, was er vom Tod weiß. Von einer Stoffwechselkrankheit betroffen, mußte er in einer schwierigen Phase hospitalisiert werden. Sein Blick trifft jedermann: »Er sieht aus«, sagen die Ärzte, »wie jemand, der den Tod gesehen hat.« Er schwebte tatsächlich in Lebensgefahr.

Für seine Mutter zeichnet er sich selbst und erzählt dazu: »Guck, ich hab die Finger vergessen.« (Er hat in der Tat nur zwei Linien für die Arme gezeichnet.) »Ich mach zwei Pfoten und dann die Finger.«

(Er zeichnet ans Ende jedes Armes drei Finger.)

»Aber es fehlen ja noch welche!«

(Er vervollständigt fünf Finger auf der einen, aber beläßt es bei drei Fingern auf der anderen Seite.)

»Du hättest gern, daß ich noch was anderes zeichne. Aber ich bin ganz alleine ... Gut, ich werde Papa und Mama zeichnen. Ich will dir was sagen: Mama war in einer Klinik, sie hat Zwillinge gehabt, die waren zu klein und sind gestorben, und ich bin ganz alleine.«

Ich greife das Wort »gestorben« auf. Er sagt genauer: »Man ist tot, man ist tot. Das ist alles. Man ist im Grab. Das Grab ist ein Zimmer. Es ist auf dem Friedhof. Man ist tot. Das ist alles.«

Eine zweite Zeichnung, die er für die Krankenhausärzte macht, stellt ihn als Koch dar. Seine Krankheit erfordert eine spezielle Diät, von der er oft spricht. Wie wir von Marcels Vater erfuhren, haben die Zwillinge nur einen einzigen Tag gelebt. Marcel war damals vier Jahre alt und hat sie nicht gesehen. Seine Mutter hatte aber eine sehr schwierige Schwangerschaft, Marcel hat sie aufmerksam verfolgt und war sechs Monate lang mit dem Gedanken vertraut gemacht worden, daß er ein, schließlich zwei Geschwister haben würde. Seine Mutter hatte der doppelte Todesfall sehr mitgenommen. »Wenn meine Frau weinte«, berichtet der Vater, »sagte Marcel zu ihr: ›Mach dir nichts draus. Ich bin da.‹ Seitdem ist er von der Idee des Todes geplagt. Wenn wir an einem Friedhof vorbeigehen, fragt er: ›Ist das der Friedhof für den kleinen Bruder und die Schwester? Sind sie im Armengrab?‹ Er hat ein Telefon als

Spielzeug. Abends und morgens beim Aufwachen ruft er einen ›Freund‹ oder eine ›Freundin‹ an. Er leidet darunter, allein zu sein, er gibt ihnen Namen. Der Freund heißt Luc, die Freundin heißt Pilou. Jedesmal, wenn er mit einem von beiden telefoniert, sagt er: ›Der andere ist tot.‹ Kürzlich sagte er meiner Frau: ›Mama, werde ich vor dir sterben? Ich will sterben.‹ Und am Sonntag, als es ihm sehr schlecht ging, sagte er: ›Ich werde sterben.‹ Er verlangt immer nach seiner Mutter. Er beschäftigt sich mit Dingen, mit denen andere sich in seinem Alter nicht beschäftigen.«

Frau M. beschließt, Marcel während des Krankenhausaufenthaltes täglich zu besuchen, damit es möglichst wenig schlimm für ihn sei: »Marcel war immer sehr empfänglich für eine ganze Menge Dinge«, sagt sie, »aber besonders empfänglich für den Tod. Er sagt mir: ›Es ist mir egal zu sterben, unter der Bedingung, daß du bei mir bist.‹ Ich versuche, ihn auf andere Gedanken zu bringen und ihm zu helfen, nicht traurig zu sein. Ich schaffe es, ihn zu trösten. Dann wieder weint er plötzlich, sei es, weil er sterben wird, sei es, weil ich vor ihm sterben werde und er allein sein wird. Das ist so seit meiner Niederkunft. Lange Zeit hatte er die Vorstellung, daß ein Kind zur Welt kommt und sofort wieder verschwindet. Er glaubte: Kaum geboren, schon gestorben. Später sah er gesunde Kinder um uns herum, aber diese Vorstellung ist ein wenig verblaßt. Als ich die Zwillinge zur Welt brachte, hatte ich die Sachen für sie vorbereitet. Ich habe viel mit ihm darüber gesprochen und versucht, ihm eine verantwortliche Rolle zu geben, ihm klarzumachen, daß er da sei, um mir zu helfen. Er hat gesehen, wie sehr mich das getroffen hat, und er spricht mit mir darüber. Als ich Kind war, schleppte man mich auf die Familienfriedhöfe. Von meinen Eltern hatte der eine Teil seine Ehefrau, der andere den Ehemann verloren. Ich wollte Marcel nicht auf den Friedhof führen. Doch er fragt mich immer wieder, ob der kleine Bruder und die kleine Schwester wirklich auf dem Friedhof sind. Die erste Frau meines Vaters ist im Wochenbett verstorben. Und auch ihr Kind überlebte nicht. Mein Vater hatte schon einen dreijährigen Sohn, als er meine Mutter heiratete. Sie haben mir niemals gesagt, daß mein Bruder nur mein Halbbruder war, und ich war tief verstört, als sie es mir erzählten . . . Als ich schwanger war, stellte mir Marcel unentwegt Fragen und wollte wissen, wie die Kinder auf die Welt kommen. Meine Eltern hatten ihm gesagt: ›Sie werden gekauft.‹ Deshalb hat er mich gefragt: ›Wann wirst du sie kaufen?‹ Ich habe ihm geantwortet: ›Das kauft man nicht wie Brot‹, und hab es ihm erläutert. Danach hat er meinen Eltern das Ganze erklärt. Ich war glücklich, daß er mich danach fragte, denn ich war bei meinen Eltern immer gegen eine Wand gelaufen.«

Frau M. stammt also von Eltern, die beide ihren ersten Gatten verloren hatten. Als Frau M. ihre Zwillinge verliert, einen Jungen und ein Mädchen, scheint sie im Namen ihres Vaters dessen erste Frau und im Namen ihrer Mutter deren ersten Mann zu verlieren.

Wenn er erbricht, sagt Marcel zu seiner Mutter:

»Ich bin unglücklich. Du sagst, daß ich nicht unglücklich bin, aber ich bin es doch.«

Und seine Mutter sagt: »Ich bin besorgt um Marcel, und ich habe Angst, daß meine Ängstlichkeit auf ihn abfärbt. Es wird ihm klar werden, daß er sich von den anderen unterscheidet.«

Welche Rolle übernimmt Marcel für Frau M.? Verschieden von den anderen, weil er krank ist? Oder weil er lebt? Zeugen ihre Besorgnis, ihre Angst und ihre Ängstlichkeit von der Unfähigkeit ihrer Eltern zu trauern?

Was will Marcel sagen mit: ›Ich will sterben?‹ Soll anerkannt werden, daß er wie die anderen ist? Er besetzt den im Geist seiner Mutter für ihn vorbestimmten Platz des Todes, ja, er wünscht ihn sich. Tod und Geburt sind in seiner Phantasie miteinander verwoben. Der Tod und das Familiendrama scheinen sich auf zwei Ebenen abzuspielen. Einerseits in der Darstellung, die Marcel von sich selbst gibt: »alleine«, vor allem jedoch in der Darstellung des Mangels: drei Finger anstatt fünf. Andererseits ist er in seiner imaginären Beziehung zum Anderen, zu seiner Mutter, alles: der Andere, der die Verstorbenen in sich faßt, und isoliert zugleich, des Anderen beraubt, den er darstellen soll. Spricht er von seinem eigenen Tod, so scheint er die logische Schlußfolgerung aus den körperlichen Stigmata seiner Krankheit zu ziehen, die ihn für lange Zeit zum Invaliden macht und ihn durch den Krankenhausaufenthalt von seiner Mutter trennt. Die Krankheit beraubt ihn seiner Aufgabe, für den Anderen da zu sein, für den er den Verlust ausgleichen soll. Nach seinem lapidaren Ausspruch: »Man ist tot, man ist tot«, definiert Marcel, wie Rosa, den Tod selbst als Aus-dem-Gesichtsfeld-Verschwinden und als An-einem-signifikanten-Ort-sein: Leichenwagen, Grab, Beerdigung, Friedhof.

Octave ist 12 Jahre alt. Als seine Nierenerkrankung sich zuspitzt, wird er zu neuen therapeutischen Versuchen stationär aufgenommen. Bei einem Gespräch, in dessen Verlauf er ruhig seine Krankengeschichte erzählt, werden wir durch eine Krankenschwester unterbrochen, die ihm eine Spritze gibt. Er sagt: »Und wenn das nicht in die Vene wäre? Ach, daran werde ich auch nicht sterben!«

Ich frage ihn, was er damit meint, und er antwortet: »Wenn ich sterbe, also dann schlafe ich für immer ein. Man schläft für immer ein. Die Menschen, die denjenigen lieben, der gestorben ist, sind traurig. Einmal wäre ich beinahe überfahren worden, und ich hab Angst gehabt. Es war im Hof des Nachbarn, es war warm, und meine Großmutter rief mir zu, daß ich meine Mütze aufsetzen solle. Ich war klein und spielte mit einem Flugzeug, hinter einem Renault habe ich ein anderes Auto nicht gesehen. Ich hatte beide Hände auf dem Scheinwerfer, und ich hab Angst gehabt. Als ich nach Hause kam, wollte ich meinen kleinen Bruder sehen, er lag in der Wiege, er war gerade auf die Welt gekommen.«

Die Spritze weckt die Todesangst, die zunächst als individuell erlebt, dann schließlich ins Anonyme verallgemeinert wird. Die Verallgemeinerung bringt die Einsamkeit zum Verstummen. Der Tod wird als ewiger, unendlicher Schlaf beschrieben. Diese Verschiebung auf den anderen, auf die anderen und die Erwähnung der Traurigkeit der Überlebenden werden von der Erinnerung an einen Augenblick begleitet, da der Tod nah war, aber vermieden werden konnte. Die Erwähnung dieser Erinnerung ist ebenfalls eine Verschiebung, jedoch nicht mehr auf einen anderen, sondern eine Verschiebung in der Zeit. Sein Unfall, das reale Erlebnis, das sich zum Zeitpunkt – wahr oder falsch – der Geburt seines kleinen Rivalen ereignete, bleibt in seinem Gedächtnis als Phantasie eingegraben: »Wenn nicht ich gestorben bin, dann ist es vielleicht der andere, der kleine Bruder.« So geht er die Dialektik zwischen dem Ich und dem Anderen, dem Ähnlichen, an.

Marie hat ebenfalls um eine wahre Begebenheit etwas konstruiert, das ihre Krankheit, ihr Schicksal rechtfertigen könnte. Sie ist 12 Jahre alt. Sie wurde zu einer diagnostischen Untersuchung aufgenommen. Sie muß operiert werden: »Ich hab Angst. Ich mag nicht betäubt werden. Man hat mich schon einmal mit Äther betäubt, um mich zu untersuchen. Das war gerade vor meiner Kommunion. In diesem Jahr hatte meine Großmutter einen Unfall. Sie hat sich unter ein Auto geworfen und ist gestorben, und

Mama hatte einen kranken Bruder, der sich das Leben genommen hat, als er das sah. Er hat sich mit Rattengift vergiftet. Alles ist auf mich zurückgefallen, weil die Freundin meines Vaters Mama töten wollte. In diesem Jahr damals haben sie sich getrennt.« In ein und demselben Jahr, im Jahr ihrer Kommunion, verliert Marie ihre Großmutter mütterlicherseits, ihren Onkel mütterlicherseits und wird von ihrem Vater getrennt, der zu seiner zweiten Frau zieht. Sie unterstellt dieser Todeswünsche gegen ihre Mutter. Marie »wird« ihre Mutter und wird das Opfer dieser Todeswünsche: »Alles ist auf mich zurückgefallen.«

Bei vielen Kindern bekommen Begebenheiten nachträglich einen Sinn. Für die dreizehnjährige Louise ist der Tod ihrer Eltern das Auslöseereignis ihrer Krankheit, von der sie annimmt, sie werde in kurzer Zeit zum Tode führen. Sie wurde aufgenommen, um eine muskuläre Erkrankung diagnostisch genauer abzuklären. Sie ist beunruhigt, denn die Ärzte »wissen es nicht, oder sie sagen es nicht. Für mich hat alles begonnen, als meine Eltern diesen Autounfall hatten. Ich hab sie gesehen, ich saß hinten im Wagen. Ich bin Zeuge gewesen. Sie sind beide gestorben. An dem Tag hab ich ein Alarmsignal gespürt.«

Selbst als sie später zugibt, bereits lange vor diesem Autounfall andere Symptome gehabt zu haben, bleibt er dennoch das Auslöseereignis, das Alarmsignal.

»Der Professor hat mit mir wie mit einem großen Mädchen gesprochen, ich bin ganz verwirrt gewesen. Er schien sich sicher zu sein, aber ich glaube, daß es schlimm ist. Ich leide.«

Leidet sie unter dem Alarmsignal? Unter der Abwesenheit ihrer Eltern, die durch ihre Anwesenheit vielleicht zwischen ihr und dem Professor das »Schlimme« entfernt hätten?

Odile ist 9 Jahre alt. Sie hat eine Mißbildung der ableitenden Harnwege, eine Niere arbeitet nicht, die andere ist zu klein. Sie stellt sich ihre Krankheit, ihre Mißbildung so vor: »Es tut niemals weh. Ich spüre nichts an den Nieren, aber man muß mich operieren. Entweder das kleine Baby töten oder das große rausnehmen, das überhaupt nicht funktioniert. Die andere könnte vielleicht funktionieren ... Meine Mutter ist im Krankenhaus nebenan. Sie würde mir gern ihre Niere geben, aber sie hat eine Wanderniere. Und wenn man sie ihr herausnimmt? Wird sie sterben? Eine muß doch leben!«

Von wem oder von was spricht sie, sie, die von ihrer Mutter »das Baby« genannt wird? Von ihrer Niere? Von der ihrer Mutter? Von ihrer Mutter? Von einem Kind ihrer Mutter? »Ich will heiraten, um Kinder zu haben. Bei uns fehlt eins, aber Mama will keins mehr haben.«

Alle diese Vertauschungen, Verschiebungen, Ergänzungen zwischen Nieren-Kindern lassen sich nie realisieren, sind zum Scheitern verurteilt. Odile stellt diese Unmöglichkeit, dieses Chaos in ihren immer gleichen Zeichnungen dar: »Große und kleine Flugzeuge. Große und kleine Schiffe. Da kommen Geschosse. Alles fliegt in die Luft. Das ist blöd, was?«

Nachdem sie ihre Todesphantasie in die Welt, eine ferne Welt, verschoben hat, kann sie sich für Kinder nur das Verlassenwerden vorstellen: »Es war eine Hasenfamilie. Das Kind hat verkrüppelte Beine. Es kann nicht richtig laufen. Es muß immer sitzen. Papa hat mir gesagt, daß ich später einen anderen Rollstuhl haben werde (Odile kann ebenfalls nicht laufen). Seine Mama liebte es nicht und hat es ausgesetzt.«

Da Frau O. tatsächlich Odile verlassen muß, um ihren Mann und die Kinder zu versorgen, die auf dem Land wohnen, fragt Odile häufig mit großer Besorgnis, ob sie wiederkommen wird.

Ob nun die Todesphantasie auf einen Körperteil verschoben – mittels des Signifikanten »Baby« wird sie als Niere-Baby dargestellt – oder in eine noch fernere Welt projiziert wird, Odile ist jedenfalls sehr allein. Wegen ihrer körperlichen Behinderung wenig geliebt, schwebt sie in Gefahr, gänzlich verlassen zu werden; denn sie kann dem anderen keine Freude machen, keine Wiedergutmachung leisten.

Der Gesunde sagt zum Schwachen, zum Kranken: »Ich liebe dich um so mehr.« Aber das kranke Kind befürchtet, daß die Liebe seiner Eltern zu ihm abnehnen wird, weil es krank ist, ihnen Sorgen macht, der Pflege bedarf, Kosten verursacht, weil sein Leiden ihnen Kummer bereitet und sein Tod sie unglücklich zurücklassen wird. Aufgrund all dieser Dinge, deren Ursache es ist, fragt sich das Kind, ob es noch geliebt wird: »Du liebst mich noch . . ., obwohl ich dir soviel Kummer mache«, sagt der achtjährige Jacques.

»Sie können mich nicht lieben, ich mach ihnen so viel Sorgen«, sagt die zwölfjährige Katharina.



Sorge der kranken Kinder, daß sie den zurückbleibenden Gesunden zu viel Sorgen mache

»Liebst du mich trotzdem, obwohl ich dich störe?« fragt die elfjährige Elisabeth ihre Mutter, die nachts stündlich aufsteht, um nach ihr zu schauen, wenn sie zu Hause ist. »Mama, bin ich lieb?« fragt täglich Elisabeth ihre Mutter, wenn sie im Krankenhaus ist.

Die fünfzehnjährige Denise träumt: »Die Leute wollen mir etwas antun, selbst Mama. Sie wird eine Art Hexe, die mich mitnehmen will. Da war ein Gespenst, das mich würgte. Ich versuchte vergeblich, mich zu wehren, ich konnte mir nicht helfen. Ich rufe, aber kein Ton kommt raus. ... Dieses Gespenst ist wie die alten Frauen, die die jungen auf schlechte Gedanken bringen, zum Beispiel jemanden umzubringen, Sie wissen schon: wie die alten Griechinnen. Oh, so was dürfte ich nicht sagen, in meiner Familie fließt griechisches Blut mütterlicherseits.«

Oder ein anderer Traum: »Ich war mit den Mädchen meiner Klasse zusammen, wir gingen spazieren. An einer Stelle konnte man entweder hinauf- oder hinabsteigen. Mama führte uns. Eine Gruppe Mädchen stieg hinab, und sie verschwanden. Wir sind hinaufgestiegen, ich dachte, dort oben wäre das Paradies. Aber ganz oben war ein großes Loch, und unten in dem Loch war es sehr kalt, null Grad. Das ist komisch, denn die Hölle stellt man sich sehr heiß vor, und hier war das Paradies sehr kalt.«

Das Kind versucht, sich gegen die Isolierung, gegen die Kälte, den Abzug der Besetzung, die eigene Annullierung zu schützen. Wenn es sich den Gedanken von Pirandello zu eigen macht: »Wir verlieren unser Leben, so wie es der Sterbende erschaffen hat«, denkt es sich unentbehrlich für das Leben seiner Eltern, für die es eine Aufgabe zu erfüllen hat. Indem es sich selbst anklagt, diese Aufgabe nicht zu erfüllen und seine ganze Umgebung leiden zu machen, beginnt das kranke Kind sich zu fragen, welche Fehler es wohl begangen hat, um so bestraft zu werden.

Diesen Fehler glaubt es begangen zu haben, als es akut körperlich litt, als sein ganzes Wesen in den Netzen des Schmerzes gebunden lag und ihm keine Energie mehr übrig blieb, den anderen zu lieben. Wegen dieser »geringeren Liebe« für seine Eltern fühlt es sich schuldig und leidet. Aus dem körperlichen Leiden fällt es in das Unglück zurück, zu sein, schuldig und allein.

Monique ist 15 Jahre alt. Sie leidet an einer Nierenkrankheit, deren Verlauf durch Remissionen und Rückfälle gekennzeichnet ist, deren Prognose aber nicht hoffnungslos ist. Dennoch steht der Tod im Mittelpunkt ihrer Überlegungen, wie die folgende Bemerkung zeigt: »Am Anfang wollte ich nichts für mich tun. Als ich sah, wie ich durch das Cortison dick geworden war, schämte ich mich, verachtete ich mich. Ich wollte nicht, daß man mich photographierte, ich versuchte, es zu vergessen. Aber eines Tages hab ich es begriffen. Im Krankenhaus habe ich eine Mutter gesehen, die sich heilen lassen wollte, weil sie keine Kinder bekommen konnte. Sie hat schließlich eins bekommen. Es hat Gelbsucht gekriegt und ist mit 18 Monaten gestorben. Ich hab gesehen, was das für diese Mutter bedeutete, ich hab an meine Eltern gedacht und was es ihnen wohl bedeuten würde, wenn ich sterbe. Wissen Sie, was ist schon das Leben für mich? Es kann schön sein, aber wenn man es mir wegnimmt, werde ich es nicht einmal wissen.«

Monique hat das höchste Wissen erreicht, das Menschen vom Tod haben können – sie werden nichts davon wissen. Der Tod hebt den Gedanken auf.

Jean hat uns im gleichen Alter gesagt: »Am Tod ist so schrecklich, daß man nicht weiß, daß man gestorben ist.«

Hören wir weiter Monique zu: »Aber die zurückbleiben, die Eltern? Diese Mutter war so lieb, ich hab auch ein wenig das Kind geliebt, und es hat mir weh getan, als es gestorben ist. Da hab ich gedacht, daß es für die Eltern noch schlimmer ist, und ich hab gesagt: ›So, jetzt versucht alles, um mir zu helfen‹ . . . Das hab ich auch zu Beatrice gesagt. Ich hab sie kennengelernt, da war sie 4 Jahre alt, sie hatte keine Hoffnung mehr, und es gelang ihr nicht, von ihren trüben Gedanken loszukommen. Ich hab es ihr erklärt, sie hat ein bißchen an ihre Eltern gedacht, und es hat ihr Kraft gegeben, zu versuchen, da herauszukommen. Im Grunde hab ich eine Art Befriedigung in der Krankheit gefunden, nämlich bei dem Versuch, mich zu kontrollieren. Nicht zu weinen, wenn man Lust dazu hat. Das Leben ist ein Hindernislauf. Wenn ich gesund bin, sehe ich die Gegenwart optimistisch, die Zukunft pessimistisch. Ich hab es gern, wenn die Geschichten anderer gut ausgehen. Für mich selbst sehe ich sie aber niemals gut ausgehen. Ich sehe meine eigene Realität und vergleiche sie mit der meiner Eltern und meiner Schwester. Ich spreche mit ihr, doch sie versteht es nicht. Später, zum Beispiel, muß ihr Ehemann reich sein, mir ist das egal, wir könnten arbeiten. Sie sieht sich schon von

Kindern umgeben, aber ich weiß nicht einmal, ob ich welche haben kann.«

Monique hat zu einem großen Teil auf Zukunft verzichtet, auf das, was ihren Lohn darstellt: einen Ehemann, Kinder. Sie lebt in der Gegenwart. Ohne Zukunft für sich selbst lebt sie, indem sie sich mit den Eltern identifiziert, für die es so schmerzlich ist, ein Kind zu verlieren. Für sie läßt sie sich behandeln, für sie will sie leben. Der Gedanke, für den anderen unerläßlich zu sein, erlaubt ihr, zu kämpfen, zu leben. Sie weiß, wie entscheidend es ist, für einen anderen unerläßlich zu sein, denn ihre Existenz wird durch die ihres Vaters und ihres Großvaters getragen: »Wenn meinem Vater etwas zustieße, ich frag mich, wie ich das ertragen würde. Als mein Großvater starb, waren wir alle drei gute Freunde, mein Großvater, mein Vater und ich. Er war sehr krank, er war alt, ich habe eine Viertelstunde geweint, und jetzt lebt er in meinem Kopf. Ich kann mich einfach nicht mit seinem Tod abfinden, ich will ihn wohlbehalten für mich bewahren. Für mich ist der Tod die Krankheit. Eins hat mir Kummer gemacht: daß er mich so krank gesehen hat. 29 g Albumin und so dick, ich war ganz aufgedunsen. Ich glaub, das hat ihm einen Schock versetzt.«

In dieser väterlichen Rolle bietet sie sich an, um die Existenz der Mütter und Kinder mitzutragen. Wenn der Tote auch nicht mehr denkt, so bleibt er doch lebendig in den Gedanken der anderen. In den Gedanken der anderen gegenwärtig zu sein, erlaubt, lebendig zu bleiben, es kann freilich auch den Tod des anderen durch Leiden herbeiführen:

»So ist es mir ergangen. Als ich 4 Jahre alt war, starb meine kleine Schwester, und mein Großvater gab mir eine Puppe: ›Hier, vergnüg dich damit.‹ ›Nein‹, sagte ich und warf die Puppe weg. ›Das ist die kleine Schwester, und sie ist tot.‹ Ich erinnere mich sehr gut daran, und ich fragte Mama: ›Warum ist sie gestorben?‹ Sie antwortete nicht. Ich glaub, als ich klein war, wollte ich es verstehen, aber man hat es mir nicht gesagt; das hat mich dann in der Schule zurückgeworfen. Als ich dann krank wurde, hat es mir geholfen zu verstehen.«

Monique hat ihre kleine Schwester im Alter von 4 Jahren verloren. Die Trauer der oben erwähnten jungen Mutter ruft in ihr die Trauer der eigenen Eltern wach. Für sie hat Monique gelebt. Und sie wird ihrer Zimmernachbarin Beatrice, die jetzt genau vier Jahre alt ist, helfen, für ihre Eltern zu leben.

Monique spricht deutlich aus, was Fachleute den Eltern zu sagen bemüht sind: Die Fragen der Kinder über den Tod, über die Geburt nicht zu beantworten, hemmt ihre Neugierde: »Das wirft sie in der Schule zurück.«

Diese Texte wurden im Verlauf freier Gespräche in einem Kinderkrankenhaus gesammelt. Weder aufgrund des Wissens, das sie über ihren künftigen Tod äußern, noch aufgrund einer vagen Todesfurcht, die ihr Schicksal zu sein scheint, noch in den Vorstellungen, die sie von ihm haben, oder den Bedeutungen, die sie ihm geben, läßt sich ein altersentsprechendes Todeskonzept für Kinder ausmachen. Sobald ein Kind sprechen kann, kann man keine Stufenfolge verschiedener altersgemäßer Todeskonzepte feststellen. Darin unterscheidet sich vielleicht das körperlich gesunde vom körperlich kranken Kind, das Kind, das noch nicht den Tod eines ihm nahestehenden Menschen erfahren hat, von dem, das in seinen Beziehungen zu anderen gestört wurde. Dieses Kind ist, wie jedes andere menschliche Wesen, veranlaßt worden, über die erlebten Ereignisse – Krankheit, Tod – nachzudenken, die seine Beziehungen zu sich selbst, seinem Körper und zu dem anderen verändert haben. Diese notwendige Überlegung scheint es zu denselben Vorstellungen, Schlüssen und zu derselben Gedankenfolge wie den Erwachsenen zu führen.

Der Tod wird durch das Verschwinden aus dem Gesichtsfeld und durch seine Lokalisation an einem spezifischen Ort definiert: Sarg, Leichenwagen, Grab, Beerdigung, Friedhof sind Signifikanten des Todes. Der Tote wird beschrieben. Er hat jegliche physische und physiologische Aktivität eingestellt. Er hat seine motorischen Fähigkeiten, seine Stimme, seinen Gesichtssinn und den Gehörsinn verloren. Er riecht nicht mehr. Er schläft. Er denkt nicht mehr. Er weiß nichts mehr. Er ist nichts. Die Erwähnung des Todes wird von der Beschreibung der Affekte begleitet, insbesondere der Traurigkeit der Überlebenden, des Kranken oder des Sterbenden und der Angst vor der Einsamkeit.

Vor die Evidenz des Todes, seine Universalität und das Leiden, das er hervorruft, gestellt, sucht das Kind den Grund dafür zu finden: körperliche Mißbildung, Krankheit, ärztlicher Eingriff, fremde Gewalteinwirkung, Gift, Todesabsicht, Kummer oder Verzweiflung. Wenn ein Kind den Tod des anderen häufig erwähnt, kann es indirekt die Sprache auf seinen eigenen Tod bringen. Fast alle Kinder berichten von dem Einfluß des Todes, meistens ihres eigenen, auf die Überlebenden. Ihr Tod wird als Abwesenheit vorweggenommen. Ohne falschen Dünkel denkt sich jedes: »Ich werde meinen Eltern fehlen.«

In diesen Texten äußern sie mit Gewißheit die Sorge, denen zu fehlen, die sie lieben. Warum? Wissen auch sie, daß ein Kind unersetzlich ist? »Nur René könnte etwas für mich tun«, antwortet seine Mutter, als der Arzt sie fragt: »Was kann ich für Sie tun, gnädige Frau?«

Der Erwachsene hat scheinbar mehr Zweifel in dieser Hinsicht. Es ist eine Hypothese, daß die Kinder durch die Dauer ihrer Krankheit und durch die Pflege, der sie unterworfen sind, in ihrer bedeutungsvollen Rolle für die Erwachsenen bestätigt werden. Nur bei denjenigen, die diese Gewißheit nicht haben, tritt häufig der Wunsch auf, Schluß zu machen. Der Wunsch kann zwar auch bei den anderen existieren, aber er wird durch das Vertrauen in die Liebe des anderen zunichte gemacht. Es ist vielleicht eine der Aufgaben dieses Vertrauens, dieser Gewißheit, das Kind gegen seinen Todestrieb zu unterstützen.

Fast alle Kinder haben eine klare Kenntnis ihres künftigen Todes, der stets zu ihrer Krankheit in Beziehung gesetzt wird. Für sie gehört der Tod logischerweise zum Schicksal kranker Kinder, die ins Krankenhaus gebracht und nicht wieder gesund werden. Dies bekundet sich in ihren Worten mit einer solch großen Sicherheit, daß ihre Rolle als krankes Kind im Krankenhaus als Vor-Schrift im etymologischen Sinne des Wortes aufgefaßt werden kann: Sie enthüllt einen in ihnen niedergelegten Text, in dem sie sich selbst schon wiedererkannt haben. Ist es das Bedürfnis nach Kohärenz, das sie nachträglich veranlaßt, zu ihrem Schicksal zu stehen und es als ihr eigenes anzuerkennen? Das sie veranlaßt, reale oder eingebildete vergangene Ereignisse zu einer jetzt sinnvollen Krankengeschichte zusammenzustellen?

Diese Klarsicht überrascht. Sie verhindert nicht die Anwendung aller Abwehrmechanismen gegen die Todesidee, die sie manchmal fast zwanghaft überfällt. Verleugnung, Isolierung, Projektion, Verschiebung, Aufhebung, Meisterung, Humor. Schließlich findet man nicht selten beim jungen Adoleszenten wie beim Erwachsenen die Einsicht, schon bald ohne Zukunft zu sein, verbunden mit dem Wunsch, der Welt eine Gabe zu hinterlassen, bevor er sie verläßt.

Der Erwachsene verkennt das Wissen des Kindes über den Tod ebenso, wie er dessen Wissen von der Sexualität verkennt. Der Erwachsene hat vergessen, wie er als Kind gewesen ist. Er lebt und äußert seine Wünsche innerhalb der Grenzen, die durch seine sexuelle Identität und seine sterbliche Zukunft gegeben sind. Wenn er es nicht akzeptiert, innerhalb dieser Grenzen zu bleiben, bezahlt er es mit Hemmungen und Entfremdungssymptomen. Erkennt er sie nicht an, wird er verrückt. Es ist für jeden von uns verführerisch, sich das Kind als ein anderes Selbst vorzustellen, das grenzenlos leben und begehren kann. Es wäre weder seinem Geschlecht noch dem Tod unterworfen. Es wäre glücklich. Weil aber unser Kind uns täglich seine Schwierigkeiten, zu sein, beweist, halten wir an diesem verkennenden Traum fest: »Ein Kind ist irgendwo unwissend, unschuldig, es lebt im Paradies, das wir verlassen haben.« Wir vergessen, daß wir es niemals bewohnt haben. Unsere Erzählungen, unsere Lügen und unser Schweigen vor dem sterbenden Kind spiegeln diesen Traum wider.

Die soziale Umgebung begünstigt diesen Traum, da sie den Tod als das schlimmste aller Übel bezeichnet. Indem unter den Tod die Gesamtheit der Übel subsumiert wird, werden sie in ihrer Gesamtheit annulliert. Doch jeder von uns gesteht einzeln, daß zumindest für ihn noch etwas anderes, Schlimmeres existiert: körperliche Behinderung, Ausschluß, Einsamkeit, Exil, Wahnsinn, kurz alles, was einen Verlust der körperlichen oder geistigen Integrität, einen Verlust an Achtung und Liebe darstellt. »Nicht mehr ganz sein« – »nicht mehr geliebt sein«, zwischen diesen beiden Polen erstreckt sich das Netz narzißtischer Wunden, denen gegenüber der Tod als schön erwünscht sein kann. Jeder schweren narzißtischen Wunde kann er vorgezogen werden. Todesangst ist nicht an das Verschwinden, an das Zu-Nichts-Werden selbst gebunden, sondern an den Angriff auf das narzißtische Gleichgewicht. »Tot-Werden« bleibt beängstigend, weil wir annehmen, wir würden als Subjekt unserem eigenen Verschwinden beiwohnen. Es gibt kein Todessubjekt. Das Subjekt freilich erlebt sich verstümmelt im Schmerz, im Todeskampf, im Übergang vom Leben zum Tod – Situationen, in denen es die Herrschaft abtreten muß.

## *II. Kapitel*
## Diese Toten

### *1. Alles ist so traurig*

Die zehnjährige Claudette wird in einem ernsten Zustand hospitalisiert, der sich rasch als hoffnungslos erweist. Ihre Mutter hat uns bei ihrer Ankunft auf der Station darauf hingewiesen, daß Claudette die Prognose ihrer Krankheit kenne, da sie unglücklicherweise eine Diskussion darüber mitgehört habe. »Claudette«, sagt sie, »denkt, es sei ernst, und daß man nicht von dem geheilt werden kann, was sie hat. Sie scheint unbeteiligt. Sie ist hier körperlich anwesend, aber nicht mit ihrem Geist. Ihr Geist ist anderswo, bei ihrem Großvater, der als einziger sie versteht. Ich selbst bin wie Claudette. Als ich so alt war wie sie, mußte ich operiert werden, meine Eltern machten sich Sorgen, weil ich nicht transportiert werden konnte. Ich sagte damals zu meiner Mutter: ›Wenn ich sterbe, sei nicht traurig, ich hab nichts zu bedauern.‹ Claudette sagte mir: ›Im Grunde sollte man jung sterben und nicht lange am Leben bleiben.‹« Claudette spricht tatsächlich mit niemandem, doch sie willigt ein, zu zeichnen. Sie entwirft in groben Umrissen eine Familie, deren Züge ziemlich vage bleiben. Sie stellt fest: »Die Mutter ist nicht schön, die Tochter ist nicht schön, sie ist ganz schief, und der Vater ist komisch. Es geht ihnen nicht gut, sie sind ein wenig krank. Es wäre besser, sie wären nicht krank. Es ist nicht gut, krank zu sein, das ist traurig. Wenn ich an meine Katze denke, werde ich traurig, sie ist gestorben. Ich hab mehrere gehabt, sie sind alle überfahren worden.«

Dann schlägt sie vor: »Wenn Sie wollen, werde ich jetzt einen Baum malen. Er ist traurig (und wie!) (muß ich betonen, daß es sich um sie handelt?). Ich denk an mein Zuhause. Wenn Sie mir wenigstens sagen könnten, wann ich dorthin zurückkehren werde . . . Aber Sie können es nicht. Ich würde gern zu meinem Großvater gehen, aber ich hab Angst, nicht gesund zu werden. Daran denke ich schon lange, lange bevor ich hierher kam. Das geht jetzt schon lange, und es ist immer gleich. Hauptsache, ich komme hier raus . . .

Da war einmal ein zwölfjähriges Mädchen, es hatte seine Mutter gebeten, ihm seine Kleider vorzubereiten, da es wußte, es würde sterben. Es war die Tochter der Frau, die meinen Großvater pflegt.«

Als wir diesen Satz »Es wußte, es würde sterben« aufgreifen, fügt sie hinzu: »Der Tod, das tut weh, und es ist traurig für die Leute, die zurückbleiben, und auch für die, die sterben und wissen, daß sie sterben werden. Ich hab nur Angst, daß es weh tut, aber nicht davor, zu sterben.«

Ein andermal berichtet sie eine Erinnerung an die Schulzeit oder eine von den Erinnerungen, von denen man nicht richtig weiß, ob sie wahr sind oder Deckerinnerungen oder einfach ein Anlaß, über sich selbst zu sprechen: »Die anderen hatten einem Kind mit Schneebällen weh getan. Es ist seine Eltern holen gegangen, doch seine Eltern sind nicht gekommen, sie mischen sich nicht in Kindergeschichten ein. Da hat es sich ganz allein verteidigt.«

Wenn sie von der Tochter der Frau, die ihren Großvater pflegt, spricht, oder von diesem Kind, bestätigt Claudette, was uns ihre Mutter gesagt hat: »Sie weiß.« Die Verschiebung auf andere Personen ist ein Versuch, sich aus einer angstmachenden Situation zu lösen, die Bestätigung eines gewissen Mutes, die Äußerung einer unendlichen Traurigkeit, zugleich ein Hilferuf an den anderen. Vor diesem Hilferuf erweist sich jeder als ohnmächtig. Selbst auf die Gefahr hin, ihr Leben zu verkürzen, indem sie die notwendige Pflege unterbrechen, beschließen ihre Eltern schließlich, sie nach Hause zurückzuholen. So gehen sie auf ihren Wunsch ein: »Ich möchte mein Zuhause wiedersehen, meinen Großvater ... Hauptsache, ich komm hier raus.«

## 2. *Ein stiller Tod*

Paul ist 12 Jahre alt. Er wurde wegen einer Niereninsuffizienz aufgrund einer angeborenen Erkrankung aufgenommen, einen Monat später wird er sterben. Seine Mutter hatte seine ungeheure Müdigkeit und seine offensichtliche Distanzierung bemerkt und sagte uns: »Er ist weniger lebhaft, weniger rasch in seinen Erwiderungen. Wir fragen uns, ob er viel denkt oder ob er nicht denkt. Er ist ein begabtes Kind, das mit Leichtigkeit Vorträge über die Denkmäler von Paris, die Geschichte der Katharer und die griechische Mythologie vorbereitete. Seit er krank ist, ist er verändert. In der ersten Zeit nahm er seine Ermüdung bewußt wahr. Vor zwei Jahren erklärte er: ›Ich hab den Eindruck, daß ich niemals groß werden kann.« An diesem Tag irrte er sich beim Beten des Rosenkranzes und meinte: ›Das ist ein schlechtes Vorzeichen.‹ Seitdem spricht er nicht mehr davon. Sollte er gemerkt haben, daß sein Vater und ich kaum über das sprechen, was uns beunruhigt? Jetzt schreibt er Geschichten und Verse.«

Paul zwingt keinen, ihn zu verstehen. Er erlaubt es aber demjenigen, der in ihm zu lesen versteht.

»Ich bin schüchtern«, sagt Paul, »ich traue mich nicht. Wenn man mich bittet, etwas vor einem Fremden zu tun, überfällt mich die Schüchternheit, und ich traue mich nicht. Aber wenn Sie wollen, werde ich Ihnen meine Gedichte zeigen, und Sie werden sie ganz allein lesen, wenn ich nicht da bin. Dann werde ich keine Angst haben.«

»Angst wovor?«

»Ich weiß es nicht, aber ich hab keine Angst, wenn ich Namen über die Geschichten setze, die ich erzähle. Zum Beispiel . . .« Und er erzählt die Geschichte eines kleinen Jungen namens Pierre, der ein Klavier betrachtet, das er schön findet. »Er betrachtet es nur, er kann es nicht berühren, da es ihm nicht gehört. Er zögert. Er streckt flüchtig eine Hand aus, da ist es, als erklänge ein Ton, und Pierre läuft davon.«

Das Klavier stellt für Paul alles dar, was er nicht anfassen, was er nicht erreichen kann.

»Vielleicht«, fährt er fort, »habe ich Angst, weil ich mich frage, warum Sie mit mir sprechen. Vielleicht will man mir eine weitere Dialyse machen. Ich hab die Nase voll davon. Wenn es losgeht, tut es sehr weh, später nicht mehr. Beim ersten Mal hat es mir sehr weh getan, ich glaube, weil es schiefgegangen ist . . . Ich hätte gern einen Kaugummi. Darf ich Sie darum bitten? Dann ist es leichter, den Durst auszuhalten. Ich hab immer Durst gehabt, seit ich geboren bin. Aber warum fragen Sie mich? Die Ärzte fragen uns nicht. Sie können es sich gar nicht vorstellen. Mir kein Wasser zu geben, ist das größte Unglück, das man mir zufügen kann. Soll ich Ihnen eine Geschichte erzählen? Nein, Sie werden sie lesen.«

Und Paul gibt uns seine Aufzeichnungen: »Die Geschichte heißt ›Die silberne Uhr‹. Ich war ein kleiner lebensfroher Junge. Ich wohnte in einer hübschen Villa aus dem 19. Jahrhundert an der Côte d'Or nahe einem Tal. Meine Mutter hieß Frau von . . . Kein trauriges Ereignis hat meine Kindheit getrübt, außer dem Tod meines armen Vaters kurz nach meiner Geburt. Ich habe ihn immer in Erinnerung behalten. Er steht in meinem Zimmer auf meiner Kommode, und wenn ich ihn anschaue, dann fließt eine Träne aus meinem Auge. Aber das hindert mich nicht daran, im Gymnasium gut mitzuarbeiten. So, jetzt kennen Sie mich ganz gut. Ich will Ihnen von einem Ereignis berichten, das mich sehr getroffen hat. Eines Tages hörte ich den Lärm mehrerer Pferde. Ich lief zur Tür und öffnete sie weit, von seinem Wagen aus rief mir der Kutscher zu: ›He, Kleiner! Willst du die Dienstboten rufen?‹ ›Sofort, Monsieur.‹ Er warf mir ein Ding zu. So lernte ich die silberne Uhr kennen. Sie schlug die Viertelstunden und die volle Stunde. Ich schloß sie in mein Herz. Eines Tages passierte das Schreckliche: Der Kutscher kam vorbei und sagte, er würde sie in zwei Tagen mitnehmen. Von da an schlief ich nicht mehr. Morgens streichelte ich die Uhr. Dann kam der gefürchtete Tag heran, und nicht nur eine, sondern drei Tränen flossen . . . Ich trauerte um sie ebenso wie um meinen lieben Vater.«

Diese Geschichte hat wie jede Geschichte und Kinderzeichnung einen Sinn. Durch sie drückt Paul aus, wie sehr er das Leben und die ihm verbleibende Zeit liebt. Die Uhr ist sein Leben. Er würde nur eine Träne beim Tod seines Vaters, aber er würde drei Tränen bei seinem eigenen Tod vergießen, wenn er es könnte.

»Bis zu welchem Alter kann man hierher kommen?« fragt er ein anderes Mal. Das ist seine Art zu fragen, wann die Uhr abgeholt werden wird – denn er weiß, daß der gefürchtete Tag für ihn herannaht. Er drückt es auch in anderen Geschichten aus.

»*Im Weltraum*

Es ist 3.00 Uhr in Paris, der Kosmonaut bewegt sich vorwärts. Seine Kombination behindert ihn, man muß ihn tragen. Jetzt ist er in seiner Rakete. Der count down beginnt. Fünf, vier, drei, zwei, eins, null, Feuer! In einem Höllengetöse startet die Rakete. Fünf Minuten später ruft Walter den Kontrollturm an: ›Hallo, hallo, Kontrollturm!‹ Der Techniker wollte scherzen: ›Was? Hast du deine Zigaretten vergessen? Was gibt's?‹ – ›Hör auf, Witze zu reißen . . . es ist schlimm . . . Die Rakete läßt sich nicht mehr steuern.‹«

»*Das Ende der Welt*

Das ist die Geschichte einer Sintflut, die sich der Erde nähert. Es besteht keine Hoffnung mehr, die Erde zu retten. Oder bleibt vielleicht doch eine . . .? Sie werden es in der nächsten Nummer erfahren . . .«

Die Geschichte wird in der nächsten Nummer fortgesetzt, alle Menschen werden ins Weltall hinausgeschleudert. Die Leute sterben an Sauerstoffmangel.

Pauls Mutter sagt: »Unser Schmerz ist doppelt, weil er den anderen Schmerzen bereitet. Und für Paul ist es das gleiche. Ich fürchte, die anderen Kinder vernachlässigt zu haben. Ich frage mich, ob ich mich nicht zu sehr um Paul gekümmert habe, und fühle mich schuldig, weil ich von den anderen viel verlange, ohne ihnen meine Zuneigung zu geben. Mit Paul verstehe ich mich, wenn ich ihn nur ansehe. Ich bewundere seine Charakterstärke. Jetzt hat man ihm zu trinken verboten; er hat große Lust, den Wasserhahn aufzudrehen, aber er hat mir gesagt: ›Wenn Christus es vierzig Tage ausgehalten hat, werd ich es wohl eine Stunde mehr aushalten können.‹« Unter diesem unerträglichen Durst und einem heftigen Juckreiz leidet Paul in der Tat: »Ich mag nicht mit dem Doktor darüber sprechen, das ist nicht schön. Ich schäme mich. Aber es ist unerträglich.«

Paul hat Durst. Er sucht seine Kaugummis und bietet mir einen an. Er fragt, ob er einen Dauerlutscher nehmen kann: »Hätten Sie dazu keine Lust? Wissen Sie, ich schäme mich, weil ich während der Dialyse geschrien habe. Wie ein Baby. Die Ärzte haben mir gesagt, daß die Männer im Krieg auch schreien. Und daß Schreien hilft. Ich denke, sie wissen, was sie tun. Aber ich schäme mich.«

Paul fragt sich, ob er weiter geliebt wird, trotz seines Durstes, seiner Krankheit und der Umstände, die sie macht. Seine vierte Dialyse wird ihm angekündigt: »Ihr seid alle schlecht«, sagt er, »ihr seid alle zufrieden, wenn ihr mir weh tun könnt.«

Während der Dialyse ist er wie üblich sehr freundlich. Man muß ihm die Hand halten. Von Zeit zu Zeit sagt er: »Ich hab Angst. Wie lange wird es dauern?« Und schließlich: »Lassen Sie mich in Ruhe. Ich möchte schlafen. Lassen Sie mich in Frieden.«

Und Paul stirbt.

»Er war sensibel. Für uns, seine Eltern, war er brillant, er verbarg viel und immer mehr. Gewöhnlich war er nicht anhänglich, doch kurz vor seinem Ende, in den letzten Tagen, brauchte er es, daß man ihm die Hand hielt. Wir haben uns gefragt, ob er glücklich war. Zum Beispiel versagten ihm die Beine ihren Dienst, und er konnte nicht mehr rennen. Einmal hat er zu uns gesagt: ›Ich bin nicht so stark wie die anderen‹, und wir haben ihm geantwortet:

›Aber auf einem anderen Gebiet bist du unübertrefflich.‹ Doch vielleicht war gerade die Stärke wichtig für ihn.

Hat er gelitten?

War er erschöpft?

Verängstigt?

Hat er seinen Tod erlebt?

War er allein?

Er wollte es stets vergessen, wenn er zu Leuten böse gewesen war. Wir fragen uns, ob es gut war, ihn hierher zur Behandlung zu bringen. Wenn die Ärzte so entschieden haben, dann dachten sie sicherlich, es gäbe eine Hoffnung. Sie sind kompetent, nicht wir. Vielleicht gab ihm das im Grunde Hoffnung. Aber er wollte es nicht. Es war vielleicht egoistisch, bis zum Ende kämpfen zu wollen. Wir hätten ihn vielleicht in Ruhe lassen sollen.« Die Liebe der Eltern und der Ärzte stellt solche Fragen.

## 3. *Ein einsamer Tod*

Eliane ist 16 Jahre alt. Auf Wunsch ihrer Eltern und auf den Rat der behandelnden Ärzte hin wird sie in Paris hospitalisiert, obwohl gegenwärtig therapeutisch keine Hoffnung für ihre Nierenerkrankung besteht, die seit mehreren Jahren fortschreitet.

»Als ich 14 Jahre alt war, hat es angefangen. An einem Sonntag, als ich Kartoffeln schälte, ist das Messer hinuntergefallen. Mama hat gesagt: ›Stell dich nicht so dumm an.‹ Ich konnte ihr nur sagen: ›Ich kann nicht‹, ich war wie eine Nudel, die man ins Wasser wirft. Danach wurde ich ohnmächtig. Die Ärzte sagen, es sei eine Hemiplegie gewesen. Ich war viel in der Sonne Rad gefahren. Vielleicht war es das. Vorher war ich aktiv gewesen. Ich wuchs wie ein kleiner Pilz. Ich stieg auf die Bäume. Ich ging angeln. Ich spielte gern Cowboy. Nach meiner Kommunion bin ich krank geworden. Ich denke, das dauert schon lange. Ich verzweifle. Manchmal habe ich trübe Gedanken. Es gibt keine richtige Besserung. Ich habe eine atrophierte Niere. Ich weiß nicht, was ich machen werde. Wenn ich nicht krank geworden wäre, wäre ich Krankenschwester geworden, aber jetzt habe ich einen zu hohen Blutdruck.

Oft träume ich außerordentliche, unmögliche Sachen. Zum Beispiel träume ich von meiner Tante. Ihr Mann ist krank. Ich sehe ihn in meinem Traum. In Wirklichkeit darf er keinen Wein trinken, ich sehe ihn mit einem Glas Wein, aber er kann es nicht erreichen, weil seine Frau das Glas immer weiter wegschiebt. Diese Träume beschäftigen mich sehr.

Noch ein anderer Traum gefällt mir nicht. Da hab ich kleine Kinder, und ich weiß nicht, ob ich welche haben kann. In meinem Traum sind sie schön, meistens drei: zwei Mädchen und ein Junge.

Ich kannte einen jungen Mann und glaubte, das könne mein Verlobter werden, aber er kam niemals zu Rendezvous. Vielleicht sollte ich ausgehen, dann ginge es mir besser. Mama sagt: ›Denk erst an deine Gesundheit, an die Liebe denk später.‹ Aber ich denke doch daran. Ich habe ein Idealbild: groß, schön, gut gebaut und verständnisvoll, wie der Professor.«

Schon im ersten Gespräch zeigt Eliane, daß sie sich der Bedeutung ihrer Erkrankung bewußt ist. Noch drückt sie ihr Wissen nicht im Hinweis auf den unerbittlichen Ausgang aus, sondern damit, daß ihr Zuneigung, Mutterschaft, alles, was ihrem Leben einen Sinn geben könnte oder was das Leben ist, vorenthalten sind.

Eine Zeichnung, die sie an ihrem Geburtstag gemacht hat und die eine weibliche Person vor einem Brunnen darstellt, erläutert sie folgendermaßen: »Das ist meine Großmutter. Ich besuche sie oft, ich eß dann etwas mit ihr, trinke einen Kaffee, rede mit ihr, leiste ihr Gesellschaft, weil sie allein ist. Mein Großvater ist vor neun Jahren gestorben.«

Ihre Großmutter ist für sie eine weibliche Person, mit der sie sich identifiziert durch die Einsamkeit, ohne Zweifel auch durch die Liebe, die sie mit ihrem Großvater verband. Mit ihrer Hilfe kann sie ihre Krankheit/Einsamkeit mit ihrer Familiengeschichte verbinden, auf diese Weise bekommt sie Sinn und Kohärenz. Übrigens war sie 9 Jahre alt, als ihre Krankheit ausbrach. Sie kommt nochmals darauf zurück: »Er ist an meinem 9. Geburtstag gestorben.«

Von einer ihrer Zimmerkameradinnen, die an einer schweren Krankheit leidet, sagt sie: »Sie hat keine Hoffnung, sie läßt sich gehen. Wenn das so weitergeht, wird sie sterben. Ich will meine Hoffnung behalten.«

Und um ihre Hoffnung zu bewahren, setzt sie darauf, daß man ihr erlauben wird, zur Hochzeit ihres Bruders zu gehen. In einem Gespräch mit den Eltern wird deutlich, daß diese sich des Ernstes der Situation bewußt sind und zugleich den Ernst verkennen. Die Mutter sagt folgendes: »Ich hatte Angst, es könnte noch etwas anderes außer ihren Nieren sein. Zuallererst hatte man uns gesagt: ›Ein Damoklesschwert schwebt über ihrem Kopf. Es ist nicht sehr schlimm für die nahe Zukunft, aber später sehr wohl.‹ Dieser Eindruck ist uns geblieben, doch ich hoffe, daß nur die Niere befallen ist.«

Der Vater fügt hinzu: »Ich befürchte immer, daß es was anderes ist. Wir sind sehr beunruhigt. Kann man sie operieren? Wir haben ihr immer gesagt, vorsichtig zu sein. In früheren Jahren war es besser. Sie hat Angst zu sterben, und zugleich ist sie weniger ängstlich.«

Die Mutter fährt fort: »Nachts hat sie wirklich Angst zu sterben. Sie fühlt sich nur hier wohl, selbst wenn sie dadurch weit von mir weg ist. Selbst zu Hause hat sie viel Angst. Sie hat kein Vertrauen. Sie hält niemanden für kompetent, ihr zu helfen.«

Eliane: »Wenn ich mich schlecht fühle, bin ich kränker. Ich habe Angst zu sterben, ganz allein zu sterben. Im Krankenhaus geht es mir besser als zu Hause. Aber zu Hause tröstet mich meine Mutter. Sie nimmt mich in ihre Arme, oder ich nehme sie in meine Arme. Der Tod ist schrecklich. Dann kann man nicht mehr Mamas Hand anfassen. Ich hätte so gern noch eine gute Tat getan, bevor ich sterbe, zum Beispiel die aus meinem Traum. In dem Traum rette ich ein Kind. Ich sitze mit einem jungen Mann auf einer Caféterrasse am Ufer der Seine. Dabei bin ich niemals mit einem jungen Mann ausgegangen. Ein zwei oder drei Jahre altes Kind geht am Brunnenrand entlang (ich glaub, das ist nicht das richtige Wort, ich find es jetzt nicht). Ein Stein bricht heraus, und es fällt ins Wasser. Ohne mich auszuziehen, springe ich ihm nach, und wir werden beide gerettet.«

In Ergänzung zu ihrem Traum bemerkt Eliane, daß das Wort »Brunnenrand« ja tatsächlich das bezeichnet, was einen Brunnen umgibt, und nicht die Seine. Auf dem Boden eines Brunnens hat man ihren Großvater tot aufgefunden. Diese »Szene« wird sie nie vergessen können. Ein weiteres Mal ist der Tod ihres Großvaters, diese Szene, mit dem Beginn ihrer Krankheit verbunden.

Das zwei oder drei Jahre alte Kind läßt sie an die Hochzeit ihres Bruders denken, der ein Mädchen in ihrem Alter geheiratet hat, das schwanger war. Sie wäre gern aus dem Krankenhaus entlassen worden, um an der Hochzeit teilzunehmen, doch ihre Krankheit hatte sich genau in diesem Augenblick verschlechtert, so daß es nicht möglich war. Darüber war sie sehr enttäuscht, und sie hat sich nie mehr ganz davon erholt.

Der Traum dreht sich also um zwei für Eliane entscheidende Ereignisse: den Tod ihres Großvaters (Beginn ihrer Krankheit), der in einen Brunnen fiel, und die Hochzeit ihres Bruders (die mit der aktuellen Verschlechterung ihres Befindens zusammenfällt). Der Tod des Großvaters wird in die Geburt eines Kindes umgeformt. Der Traum realisiert den Wunsch, mit einem jungen Mann Kinder zu haben, das heißt, ihren Wunsch zu leben – obwohl Ausgang und Mutterschaft ihr durch die mütterlichen Verbote untersagt sind und obwohl die Ärzte im Gespräch die Frage nach ihrem zukünftigen Leben unbeantwortet lassen. Das Kind würde Elianes Leben verlängern, ihren eigenen Tod annullieren. Wenn von ihr ein Kind lebte, wäre ihr eigener Tod nicht irreversibel. Ist das Kind ihres Traums die Verkörperung eines Gegen-Todestriebs?

Eliane ist das zweite von fünf Kindern einer unter schwierigen materiellen Bedingungen weit entfernt wohnenden Familie. Der Vater hatte berufliche Schwierigkeiten und einen Arbeitsunfall, als der Großvater, sein Schwiegervater, starb. Ihre Eltern beschreiben Eliane als ein Kind, das ihnen immer Sorgen bereitet habe: »Sie hat die Volksschule nicht beendet. Sie konnte sich nicht entschließen zu arbeiten. An ihr ist ein Junge verloren gegangen, sie war immer umtriebig, nicht ernsthaft, sie pfiff auf alles. – So war sie immer. Sie wollte nur Späße machen. Als sie zur Kommunion ging, hat ihr der Arzt Medikamente für ihre Migräne verschrieben, sie hat sie aber nicht regelmäßig eingenommen. Der Arzt hat ihr strikte Bettruhe verordnet, sie fühlte sich aber nicht krank. Ihre Kameraden kamen, und sie machten gemeinsam Unsinn. Wir mußten sie ins Krankenhaus tun, damit sie Ruhe hält. Der Krankenhausarzt sagte mir: ›Es steht sehr ernst um sie, nicht sofort, aber . . .‹ Er schlug vor, eine Niere zu entfernen. Ich hatte kein Vertrauen. Eine Freundin riet mir, sie ins Pariser Kinderkrankenhaus zu bringen. Ich befürchtete, daß sie mir auf dem Land meine Tochter zerstückeln. Als sie zum zweiten Mal eine Halbseitenlähmung hatte, hat sie den Mut verloren, und seitdem sagt sie mir, sie werde sterben.

Zum Schluß wollte Eliane nicht einmal mehr ausgehen. Ich bin immer mit ihr zusammen gewesen. Am Sonntag sagte sie zu mir: ›Jetzt gehst du weg, und du wirst mich ganz allein sterben lassen.‹

Heute morgen hat sie mir gesagt: ›Mir geht's nicht gut.‹ Sie lebt in der Vorstellung, sterben zu müssen. Sie reagiert nicht mehr.«

Die Ärzte schlagen der Familie vor, Eliane in ein Krankenhaus in der Nähe ihres Wohnortes zu verlegen. Die Mutter erklärt: »Für Eliane ist lediglich wichtig, daß ich da bin. Sie weiß, daß sie verloren ist. Egal, ob sie hier ist oder anderswo. Am Anfang wollte sie hierbleiben. Jetzt würde sie gern mit mir kommen, weil ich dann jeden Tag im Krankenhaus sein kann. Aber ich weiß nicht, ob ich immer kommen kann, da ist noch ihre kleine Schwester, und mein Sohn muß jetzt seinen Schulabschluß machen. Meine Tochter hat zur Zeit viele Hausarbeiten zu erledigen. Und ich kann mich auf niemanden verlassen. Also für ihre seelische Verfassung ist es vielleicht besser, wenn sie hierbleibt.«

Frau E. schwankt, eine Wahl zwischen der Kompetenz und der Sicherheit einerseits und der Zuneigung in und durch die Familie andererseits zu treffen. Dies ist eines der Probleme, mit denen Eltern zu kämpfen haben, für deren Kinder fast keine Hoffnung mehr besteht.

Eliane ihrerseits hat bis zu diesem Zeitpunkt eine verantwortliche Rolle gespielt. Seit ihrem zehnten Lebensjahr kam sie allein in die Sprechstunde, man ließ sie allein ihre Behandlung wahrnehmen, und schließlich wird sie allein im Krankenhaus bleiben. Die Verantwortung übernehmen – ist das nicht eine Art von »guter Tat«, indem sie die anderen jeglicher Fehler enthebt? Dieses Gefühl der Verantwortlichkeit wird von ihrer Mutter unterstützt: »Es ist ihre Schuld, sie hat schlecht auf sich aufgepaßt.« Wir finden hier die Personifizierung der Schuld als Ursprung des Übels. Hier trägt das kranke Kind die Schuld. Meistens sind es die Eltern.

Die chronische Erkrankung mit tödlichem Ausgang ruft bei Eliane Verzweiflung und Furcht vor Einsamkeit hervor. Sie fleht darum, nicht allein sterben zu müssen. Allein zu sein, wäre für sie der Bruch jeglicher affektiver Bindung. Ihr Wunsch, vor dem Tod eine gute Tat zu vollbringen, schiebt die Einsamkeit weg, rechtfertigt ihre Anwesenheit auf der Welt: für einen anderen oder mit einem anderen zusammen da sein. Ihre Krankheit beraubt sie der anderen. Für Eliane ist die Einsamkeit schon der Tod. Ihre letzte Bitte an ihre Mutter lautet: »Laß mich nicht allein sterben.«

Wenn Eltern in der Lage sind, mit ihrem Kind zu sprechen, das heißt, wenn sie in der Lage sind, ihm zuzuhören und ihm auf all die wichtigen und unwichtigen Dinge zu antworten, die im Mittelpunkt menschlicher Kommunikation stehen, können sie es bis zum Ende begleiten. Wir sind fest davon überzeugt, die einzige Hilfe, die man einem sterbenden Kind geben kann, ist, ihm zu zeigen, daß man mit ihm bis zum Ende zusammenzubleiben wünscht. Wenn ein Kind wie Elisabeth fragt: »Großmutter, werde ich sterben?« und wenn es dann keine Antwort erhält, kann ein Kind wie Elisabeth nur schweigen und sich in sein Schweigen einhüllen. Bleibt der Erwachsene jedoch bei ihm, dann kann das Kind vor dem Sterben sagen: »Dreh mich zu dir, damit ich dich sehe.«

# *III. Kapitel*
# Diese Kinder

## *1. Jeannette oder Jaja*

Als Frau J. mit Jeannette schwanger ist, bewohnt die Familie mit zwei Kindern – einem asthmatischen und einem anorektischen Kind – ein Zimmer im 8. Stock, ohne Wasser, ohne Aufzug. Herr J. hat eine Depression, und Frau J. ist ungewöhnlich erschöpft (!). Die Geburt dauert sehr lange. Ein Kaiserschnitt wird erwogen. Schließlich wird es eine Zangengeburt. Frau J. müht sich drei Wochen lang, Jeanette zu stillen, dann ist sie zu erschöpft und kann es nicht fortsetzen. Mit drei Monaten erkrankt Jeannette an Keuchhusten und wird für sechs Monate in ein Kinderheim gebracht. So ist sie, vom Kinderheim zum Erholungsheim geschickt, bis zum Alter von drei Jahren von ihren Eltern getrennt. Mit drei Jahren erkrankt sie an einer Enzephalitis.

»Ich denke, das rührt von daher«, sagte Frau J. während des ersten Gesprächs mit uns, »nicht ihr Diabetes, aber ihr Kopf. Wir mußten sie wegen dieser Enzephalitis ins Krankenhaus tun. Ich weiß nicht, was damals passiert ist, aber danach hatte sie einen guten Kopf. Wir haben sie niemals gezwungen zu lernen. Wenn sie ihre Bücher lediglich ansah, wußte sie schon alles auswendig, außer in der letzten Zeit.«

Während eines Krankenhausaufenthaltes von Jeannette im Alter von 11 Jahren haben wir ihre Mutter und sie kennengelernt. Sie war aufgenommen worden, um ihre Erkrankung, die zu einer Verschlechterung ihres Allgemeinzustandes geführt hatte und über die verschiedene Hypothesen geäußert worden waren, diagnostisch zu klären.

Ihre Mutter berichtet uns: »Vor zwei Jahren hatte Jeannette eine meningeale Blutung. Der Arzt hat sie ins Krankenhaus eingewiesen. Dort ist sie eine Woche geblieben. Danach habe ich gesehen, daß sie viel Wasser ließ und viel trank. Ich hab sie zu meinem Arzt gebracht, und der hat gesagt: ›Sie stellt sich an, hindern Sie sie daran zu trinken, verstecken Sie das Salz.‹ Schließlich trank sie sogar das Wasser aus der Toilette, ihr Gesicht wurde ganz weiß. Ich habe mir Sorgen gemacht. Die Schulrektorin ließ mich zu sich kommen: Jeannette brachte die ganze Klasse in Unruhe, sie wollte immer austreten. Auf dem Gesundheitsamt hat der Arzt gesagt: ›Ab ins Sanatorium.‹ Dort ist sie vier Monate geblieben. Alle 14 Tage erhielt ich eine Mitteilung über ihr Befinden, in der stand, es ginge ihr gut, und schließlich hat man mir gesagt: ›Sie können kommen und sie abholen.‹ Als ich dorthin kam, war sie in einem entsetzlichen Zustand. Noch am selben Abend bin ich nach Paris zurückgefahren. Jeannette ging schlafen, weigerte sich zu essen und ist in der Nacht oft aufgestanden.«

Für Frau J. ist es wichtig, sich ausführlich über die mangelnde Reinlichkeit in dem Sanatorium zu beklagen und zu beweisen, daß das Personal, das sich um Jeannette kümmerte, nicht kompetent war. Sie fährt fort: »Meine Mutter sagte mir: ›Jetzt fängt sie wieder mit ihren Zicken an, bring sie ins Krankenhaus.‹ Dr. B. wollte sie im Krankenhaus behalten. Ich hab ihm erklärt, was geschehen war. Ich habe die Gesundheitszeugnisse gezeigt, einen Monat später hat uns der Arzt erklärt, es sei ein Diabetes insipidus.«

Die Bezeichnung der Krankheit durch den Arzt entlastet Frau J. von den Vorwürfen, die ihr von der Schule, ihrer Mutter gemacht wurden und die sie sich wahrscheinlich selbst wegen ihres Erziehungsstils gemacht hatte. Ein Name, eine Diagnose, wie schlimm sie auch sei, kann manchmal bewirken, daß wenn schon nicht die Angst, so doch wenigstens etwas von der Schuld aufgehoben wird.

»Danach haben wir sie hierher für ein EEG gebracht. Ich bat darum, daß sie hier bleibt, weil Dr. B. uns nichts sagte. Aber das hat man uns verweigert, und wir sind wieder zu Dr. B. zurück. Dort ist die Freundin von Jaja an Leukämie gestorben, und Jaja sagte mir: ›Mama, ich will nicht sterben.‹«

Ein krankes Kind sterben zu sehen, weckt beim kranken, hospitalisierten Kind die Furcht, das gleiche Schicksal zu erleiden.

»Dr. B. hat sie noch bei sich behalten, ich könnte mich jetzt noch dafür ohrfeigen, weil Jeannette sehr intelligent ist. Als ich zur ambulanten Kontrolle kam, lagen die Untersuchungsergebnisse vor. Sie waren schlecht. Dr. B. sah mich an und sagte: ›Geben Sie Jeannette alles, was ihr Spaß macht.‹ Ich hab ihn gut verstanden und sie auch.« Die Milde des Arztes macht der Mutter und dem Kind die gefährliche Prognose nur um so deutlicher.

»Ich war sehr traurig, aber ich hatte kein Geld. Als sie aus dem Krankenhaus kam, rief ich meinen Mann an, damit er bei seinem Chef Geld leihe. Er wollte, daß wir für Jeannette alles kaufen, was ihr Spaß macht; das hat Jeannette beeindruckt. Als ihr Vater nach Hause kam, warf sie sich in seine Arme: ›Papa, ich will nicht sterben‹, und sie bat, früher als die anderen schlafen gehen zu dürfen. Mein Mann hat die Medikamentenschachtel betrachtet und gesehen, daß 15 Tabletten fehlten. Ich dachte, Jeannette habe sie zum Spielen genommen, mein Sohn ging nachsehen. Sie lag im Koma, die Zunge war zurückgefallen.«

Jeannettes Satz scheint bei Frau J. keine Beunruhigung hervorgerufen zu haben. Dagegen scheint er bei Herrn J. den Gedanken an Selbstmord, den er seiner Tochter zutraute, geweckt zu haben – mit Recht.

»Wir haben sie sofort ins Krankenhaus gebracht; dort erklärte man uns: ›Vor Ablauf von 48 Stunden können wir nichts sagen.‹ Ich bin ausgeschimpft worden, und der Arzt sagte: ›Die Kleine hat vielleicht geglaubt, sie würde gesund, oder das Gegenteil, wenn sie all die Medikamente nimmt. Doch wir werden nicht mit ihr darüber sprechen. Wir werden sie bestrafen und ihr Ihren Besuch fünf Tage lang verbieten.«

Mit Jeannette nicht über ihre Tat zu sprechen, beläßt sie in ihrer Beunruhigung, in ihrer Panik. Und sie wird sogar noch bestraft!

»Sie blieb eine Woche. Als sie nach Hause zurückkam, konnte sie nachts nicht schlafen. Sie ging immer zwischen dem Kühlschrank und der Toilette hin und her. Eines Abends sagte sie mir: ›Mama, ich stürz mich aus dem Fenster‹, ich konnte sie gerade noch erwischen.«

Der Plan, Selbstmord zu begehen, bleibt bestehen.

»Am nächsten Tag haben wir den Arzt aufgesucht, der beschloß, sie zur Erholung zu schicken. Ich habe sie begleitet, und wir haben zwei Ärzte gesprochen. Sie sagten mir: ›Ihr Zustand ist sehr ernst, sie hat eine sehr schwere Erkrankung, Sie müssen mit dem Schlimmsten rechnen, es gibt keine Hoffnung.‹ Tatsächlich ging es ihr während der ersten acht Tage immer schlechter. Drei Wochen lang haben wir keine Nachricht von ihr bekommen. Dann bin ich krank geworden, ich bekam eine Depression. Mein Mann ist nachsehen gefahren und war über den Zustand von Jaja entsetzt. Ihr Arm war gelähmt. Man hatte uns nicht darüber unterrichtet. Wir haben sie zum Pariser Kinderkrankenhaus zurückbringen lassen, wo Dr. O. uns mitteilte, sie habe einen Tumor und müsse nach Villejuif verlegt werden . . .

Manchmal ist sie sehr aggressiv. Sie erträgt nichts mehr. Wir wissen nicht mehr, was wir ihr sagen sollen. Ich glaube, das ist meine Meinung, sie weiß Bescheid. Sie will sich den Blicken entziehen. Sie leidet sehr darunter, ihre Geschwister nicht zu sehen. Sie bat darum, sie umarmen zu dürfen. Das hat ihnen weh getan und ihr auch.«

In späteren Gesprächen entwirft Frau J. ihre Lebensgeschichte. Sie ist 35 Jahre alt, ihren Vater hat sie nicht gekannt. Nach ihrer Geburt heiratete ihre Mutter einen 20 Jahre älteren Mann, mit dem zusammen sie zwei Kinder bekam. Ihr Stiefvater sei gerechter als ihre Mutter gewesen, sagt sie. 1950 starb er in einem Sanatorium. Ihre Mutter war streng: »Zu streng. Ich traute mich nie, sie um irgend etwas zu bitten. Und ich bin von zu Hause weggegangen, weil sie die beiden anderen lieber hatte. Ich lernte einen jungen Mann kennen, dessen Vater zu mir nach Hause kam, um die Sache offiziell zu machen. Doch meine Mutter wollte nicht. Sie sagte mir: ›Wenn du schwanger bist, bring ich dich um.‹ Dann bin ich mit meinem künftigen Mann ausgegangen. Ich hatte ihn im Sanatorium kennengelernt. Ich besuchte meinen Stiefvater, er besuchte dort seine Frau. Sie ist bei der Geburt eines kleinen Mädchens gestorben, und sechs Wochen später starb auch die Kleine an einer tuberkulösen Meningitis.«

Welche Parallelen zieht Frau J. zwischen der Meningitis ihrer ersten Tochter und der meningealen Reaktion von Jeannette?

»Weil ich bei meiner Mutter nicht fand, was ich brauchte, beschloß ich, zu heiraten, und bin daheim ausgezogen, als ich im zweiten Monat schwanger war. Meine Mutter kam zu Besuch, und ich wollte mich ihr anvertrauen. Sie hat mir geantwortet: ›Du wolltest heiraten. Jetzt hast du dein Unglück. Sieh zu, wie du damit fertig wirst.‹ Ich achte sie sehr, also behielt ich alles für mich.«

Frau J. fährt in ihrem Bericht über Jeannette fort: »Sie wollte nicht ins Krankenhaus, aber ihr Vater sagte ihr: ›Du wirst nicht mehr ins selbe Krankenhaus gehen, wir haben beschlossen, etwas anderes zu unternehmen.‹ Sie wollte keine Spritzen. Sie fragte, wie lange sie bleiben müsse. Jetzt gewinnt sie der Sache eine gute Seite ab. Es gibt Fernsehen dort. Ich hab ihr schon angekündigt, daß ich sie vielleicht nicht jeden Tag besuchen werde. Ich kann die anderen Kinder nicht vernachlässigen. Sie wird sich fremd fühlen. Ich war mir nicht im klaren darüber, daß da ein Tumor war, obwohl es der Arzt gesagt hat.«

Frau J. kann die Dinge nur allmählich aufnehme eingesteht: »Der Arzt hat es gesagt – ich habe e Viele Ärzte wundern sich, wie langsam die Elter aufzufassen vermögen. Oft sind sie außerstande macht die Ärzte gereizt. Die erste Schutzbewegun Abwehrmechanismus vor einem entsetzlichen Ereignis ist die Verneinung des Ereignisses, Taubheit, Vergessen ... Mißverständnis.

»Jetzt«, fährt Frau J. fort, »habe ich eine doppelte Sorge: Eine Operation kann man nicht machen, und die Bestrahlungen verträgt sie nicht. Meine anderen Kinder wissen Bescheid. (Frau J. hat vier weitere Kinder.) Wir haben sie davon unterrichtet. Wenn ich zu oft bei Jeannette bin, sind sie eifersüchtig. Die Kleinen habe ich den ganzen Tag nicht gesehen. Das hinterläßt seine Spuren. Es wäre besser, wenn ich daheim wäre. Seit ich weiß, daß es um Jaja ernst steht, kann ich keine Musik mehr hören. Die anderen Kinder verstehen es nicht. Es ist stärker als ich. Ich weiß, daß ich unrecht habe. Ich hab gesagt, daß ich sie nur einmal in der Woche besuchen werde, aber ich werde darunter leiden. Ich weiß, daß ich heimlich ausreißen werde, um sie zu besuchen. Zu Hause ist eine Lücke.«

Frau J.s tragische Rolle ist, koste es, was es wolle, Mutter der Überlebenden und Mutter der Sterbenden bleiben zu können. Obwohl Jeannette in ein Spezialzentrum aufgenommen wurde, kommt Frau J. nach diesem Gespräch mehrmals auf die Station zurück, um mit uns zu sprechen und den Kameraden ihrer Tochter Spielzeug zu schenken. Frau J. begreift ihr Problem wie eine Wiederholung, die Wiederholung des Dramas der Verlassenheit. Was auch immer sie tun mag, was auch immer man tun mag, die einen oder die anderen werden verlassen, es wird immer einen leeren Platz, eine Lücke geben.

Was sagt Jeannette? »Meine kleine Schwester hat sich mit mir gestritten. Sie hat mich an den Haaren gepackt und meinen Kopf gegen die Wand geschlagen. Ich hab's ihr zurückgegeben, aber Mama hat Fieber gemessen und den Doktor angerufen, weil ich nach hinten umgefallen bin. So bin ich ins Krankenhaus gekommen. Ich hatte eine Meningitis.«

Nachdem sie so den Beginn, ja sogar die Ursache ihrer Krankheit festgelegt hat, fährt sie fort: »Mit ihr streite ich mich immer. Sie ist dicker als ich. Sie latscht mir auf die Füße. Sie ist 9 Jahre alt und

28 kg. Was für eine Tonne! Erst geben mir alle, meine kleine wester und mein kleiner Bruder, Schläge auf den Kopf, und wenn ich ganz fertig bin, verletze ich mich selbst.

Jetzt geht es besser. Ich habe Wasser von Lourdes getrunken.«

Sie zeichnet: »Das ist meine verheiratete Prinzessin. Es ist die Geschichte eines kleinen Mädchens. Die Königin bringt ein Mädchen zur Welt und nennt es Aurora. Alle Feen werden zur Geburt eingeladen. Eine gibt ihm die Gabe, anmutig zu sein, wie ich; eine andere, schön zu sein, nicht wie ich. Und eine böse Fee sagt ihr, daß sie unglücklich sein wird . . . (wie ich?).

Haben Sie meinen Arm gesehen? Darüber sind der König und die Königin traurig. Sie sehen sie anmutig heranwachsen, doch als sie 11 Jahre alt ist (Jeannette ist 11 Jahre alt), wird sie sehr böse. Und der König und die Königin sind verzweifelt. Sie versuchen, sie zur Vernunft zu bringen, vergebens, sie steht unter dem Einfluß der bösen Fee. Aurora schlägt den König und die Königin und ihre Geschwister (. . . wie ich). Sie bemerkt es nicht. Eine gute Fee kommt zurück. Dank ihrer magischen Kraft gelingt es ihr, die Gabe, böse zu sein, wegzunehmen. Nachdem sie wieder wie zuvor geworden ist, wartet sie, daß ein lieber Prinz in ihr Schloß kommt, um sie zur Frau zu nehmen. Ich, ich will nicht heiraten. Die Männer sind brutal. Ich würde ihnen Ohrfeigen geben.«

Die beiden letzten Sätze zeigen, wie gegensätzliche Gedanken in jedem von uns nebeneinander herlaufen, ohne daß der eine den anderen aufhebt. Aber es ist auch wahr, daß diese gegensätzlichen Gedanken nicht auf der gleichen Bewußtseinsebene liegen. Einerseits will Jeannette nicht heiraten, weil sie die Männer nicht mag. Andererseits erzählt sie die Geschichte von Aurora, die auf ihren lieben Prinzen wartet und der sie zahlreiche ihrer eigenen Charakterzüge verleiht, ohne zu wissen, daß sie von sich selbst spricht.

»Ich habe Alpträume. Das ist schrecklich. Manchmal habe ich das Gefühl, man will mich töten. Polizisten schneiden mir im Gefängnis mit Messern die Finger ab. Außerdem habe ich Angst vor Schaben. Nachts schlafe ich nicht, nur wegen der Schaben (. . . und wegen meines schäbigen Zustandes).«

Jeannette nimmt in ihren Traumgedanken den Tod wahr, der einer gegen sie gerichteten Mordabsicht entspringt; sofort verteidigt sie sich gegen diesen Angriff, indem sie ihn einer anonymen Person »man« oder dem Polizisten zuschreibt und indem sie den

Traum selbst ins Lächerliche zieht: Sie schreibt ihn den Schaben zu, die sowohl das Tier wie auch ihr Gefühl bezeichnen, beides im Krankenhaus wohlbekannt.[1]

Wenig später wird Jeannette wieder auf der Station aufgenommen, diesmal in einem Saal neben dem, in dem sie früher lag und dessen Ärzte und Schwestern sie kennt. Ihre Mutter berichtet, was sich ereignet hat: »Was habe ich Angst gehabt! Dr. O. sagte, man solle ihr alle vier Stunden Phenobarbital geben. Abends habe ich begonnen. Am nächsten Morgen konnte sie nicht mehr gehen, sie trank nicht mehr, sie ließ kein Wasser mehr. Mittags versuchte ich, sie zu schütteln, sie zeigte keine Reaktion mehr. Ich rief die Stationsschwester an, die mir sagte, es sei kein Platz frei. Ich hab eine Ambulanz gerufen. Ich glaubte, sie würde draufgehen. Hier hat mir die Krankenschwester gesagt, ich bildete mir das alles nur ein, doch der Arzt meinte, sie habe ›vielleicht etwas am Kleinhirn‹. Mein Mann denkt, daß man sie operieren muß. Der Spezialist hat gesagt: ›Sie kann linksseitig gelähmt werden.‹ Das Leben ist schwer. Ich habe mich dann operieren lassen. Ich bangte um Jeannette, aber ich hab keine Angst um mich. Jeannette sagte mir: ›Ich weiß wohl, daß ich nicht mehr gesund werde. Kinder sterben, ich werde auch sterben.‹ Was klar ist, kann deutlich ausgesprochen werden. Wenn sie das sagt, sagen wir nichts. Mein Mann hat den anderen mitgeteilt, sie habe einen inoperablen Tumor. Manchmal sagt der Große zu Jeannette: ›Wenn du im Krankenhaus bist, dann haben wir Ruhe!‹ Ob ihr das weh tut? Er hat seinen Abschluß geschafft und sich ein Fahrrad gewünscht. Sein Vater vertröstete ihn: ›Du wirst es bekommen, aber ich kann dir nicht sagen, wann. Wir wissen nicht, wie es mit deiner Schwester weitergehen wird.‹ Er hat sich beruhigt, aber Sonntag mittag hat er alle aufgezählt, die ein Fahrrad bekommen haben. Da hab ich ihm gesagt: ›Ich hab auch mein Diplom bekommen und kein Fahrrad gehabt. Mit 21 Jahren hatte ich kein Fahrrad, und mit 35 Jahren habe ich immer noch keins.‹ Er hat mir geantwortet: ›Ja, hier spricht man immerzu von Krankheit‹, und ist wütend davongelaufen. Er kann nicht verstehen, daß wir kein Geld haben. Und wenn er behauptet: ›Jeannette hat alles‹, so ist das nicht wahr. Alles, was ich Jeannette bringen kann, sind Geschenke. Ich möchte nicht, daß die anderen zu kurz kommen. Langsam wird mir klar, daß heranwachsende Kinder ... Ich hab meiner Mutter niemals widersprochen.«

Jeannette fühlt sich in dem Saal, in dem sie untergebracht wurde, isoliert, in unbekanntem Gelände und läßt uns Botschaften zukommen: kommentierte und gewidmete Zeichnungen. Hier zwei davon:

»Es war einmal ein altes Haus. In diesem Haus lebte ein sehr kapriziöses Mädchen. Als sein Vater und seine Mutter gestorben waren, lebte es bei seiner Großmutter. Eines Tages war sie sehr anspruchsvoll. Da war die Großmutter traurig: ›Du mußt weniger anspruchsvoll sein.‹ ›Ja, Oma.‹ Und tatsächlich wird sie weniger anspruchsvoll. Hier hört die Geschichte auf. Wenn Sie mehr wissen wollen, kommen Sie zu mir, Zimmer 18 im Krankenhaus der kranken Kinder.«

»Es war einmal ein Mädchen, das verbrachte seine Zeit mit Tanzen. Eines Tages kommt sie nach Hause zurück, geht in ihr Zimmer, und was sieht sie da? Ein herrliches Ballerinenröckchen mit Ballettschuhen. Das Mädchen ist sehr froh. Es läuft los, um die Mutter zu küssen, die ihr sagt: ›Jeden Donnerstag und Dienstag wirst du zum Tanzen gehen‹. So ist sie zum Ballett gekommen und wird die berühmteste Ballerina der Oper. Meine Geschichte ist zu Ende. Ich hoffe, sie hat Ihnen gefallen.«

Wir sind »Jeannettes Anspruch« gefolgt und haben sie regelmäßig besucht; doch da ihr Aufenthalt in dem fremden Saal sich verlängerte, wurde sie immer enttäuschter. Jeden Tag fragt sie bei seinem Besuch den Arzt, den sie von der anderen Station kennt: »Hör zu, wann übernimmst du mich?«. Die Tage verstreichen, kein Bett ist frei, ihr Wunsch kann unmöglich erfüllt werden, so daß sie erklärt: »Hör zu, ich hab's verstanden: Du willst mich nicht übernehmen. Jetzt habe ich kein Vertrauen mehr.« Und einige Augenblicke später sagt sie zu dem Externen: »Ich möchte nicht sterben.«

Frau J. bedauert ebenfalls, daß ihre Tochter auf einer Station liegt, wo sie die Ärzte und Schwestern nicht gut kennen, wo sie nicht weiß, an wen sie sich wenden soll: »Es ist schwierig«, sagt sie, »Jeannettes ältere Schwester arbeitet in der Schule gut mit, aber daheim ist sie sehr aggressiv, sie hat erklärt: ›Ich hab die Nase voll, ich geh weg.‹ ›Sie‹ sind wie wir. Unsere Nerven machen nicht mehr mit. Wir verstehen gut, wir wissen, wo ihre Krankheit ist, aber es sind schwierige Dinge zu begreifen. Gestern war ihr Geburtstag, wir haben ihr ein schönes Geschenk gemacht – natürlich haben wir ihr nicht den Preis genannt –, aber Jeannette hat sofort gefragt: ›Das ist alles?‹ Hören Sie sich das nur an! Wir fragen uns, ob es richtig ist, sie so zu verwöhnen, weil ja noch die anderen da sind. Die sehen, was Jeannette zu ihrem Geburtstag bekommen hat, und fragen, was sie bekommen werden. Aber Jeannette weiß Bescheid, daß es nicht besser werden wird. Schon einmal hat sie vom Tumor sprechen hören und hat uns gefragt, aber wir wollten ihr nicht antworten. Zu Hause sieht sie wohl, daß die anderen besser entwickelt sind. Das verbittert sie. Wir wissen nicht, was wir machen sollen. Wir wollen keinen vernachlässigen. Wir können sie nicht so lassen; drei Jahre schon ist sie so. Ich hätte sie gern nach Hause geholt; mein Mann wollte sie pflegen: ›Es ist nicht nötig, sie wieder ins Krankenhaus zu bringen‹, hat er gesagt, doch unser Arzt erklärte, er könne nichts gegen ihr Erbrechen machen. Na, wenn sie ein spuckendes Kind sehen – ich hab sie jedenfalls zurückgebracht. Ich fürchte jedoch, daß sie dort (auf der anderen Station) nicht auf dem laufenden sind, was ihr fehlt. Haben sie mit Ihnen gesprochen? Haben sie mit Dr. O. gesprochen? Warum haben sie die Behandlung beendet? Ich konnte es nicht mehr ertragen, sie erbrechen zu sehen. Ich hatte Angst vor der Anämie. Mein Mann hat mir gesagt, man solle mich entlasten. Ich bin gerade operiert worden, ich war erschöpft, es war nicht mehr auszuhalten, sie Tag und Nacht erbrechen zu sehen, ohne daß der Arzt ihr helfen konnte. Jeannette ist so bösartig, daß die anderen nicht mehr mit ihr zusammenbleiben wollen.

Ich werde eine große Wohnung haben. Sie wird ihr eigenes Zimmer haben, und ich werde mit ihr zusammenbleiben. Die anderen werden ein normales Leben führen können, sie werden nicht ihretwegen gehindert sein. Sie werden freier sein.«

Jeannette spricht abermals von ihren Träumen, von ihren Alpträumen und erzählt weitere Geschichten: »Es war einmal Jacky, eine kleine Schwalbe, die jedes Jahr den Menschen im Norden die Sonne brachte. Als sie zu alt geworden war, sagte sie in einem Jahr zu ihrer Tochter: ›Jetzt mußt du mich auf dieser Reise ersetzen.‹ Die Menschen im Norden waren traurig, Jacky nicht zu sehen, die an Altersschwäche starb. So endet die Geschichte von Jacky, der kleinen Schwalbe. Unterschrieben von Jacky.«

Jeannette unterschreibt mit dem Namen derjenigen, die stirbt . . . aus Altersschwäche.

Eine andere Geschichte: »Es war einmal ein Apfelbaum. Dieser Apfelbaum war sehr glücklich, denn wenn die Apfelsaison kam, trug er große Äpfel. Wenn die Kinder aus der Schule kamen, gingen sie Äpfel pflücken und sagten: ›Wie ist er lieb, unser Apfelbaum! Schade, daß er nicht in unserer Nähe sein kann. Der Apfelbaum muß sich langweilen!‹ Der Apfelbaum langweilte sich in der Tat. Die Kinder kamen ihn jeden Tag besuchen, und der Apfelbaum starb sehr zufrieden. So endet die Geschichte des Apfelbaumes.«

Die Schwalbe brachte die Sonne zu den Menschen im Norden. Der Apfelbaum trug sehr große Äpfel. Die Kinder schenkten ihm jeden Tag ihre Anwesenheit. Der Apfelbaum starb zufrieden. Der Tod ist annehmbar, wenn man Sonne, Früchte, Gegenwart, Glück empfangen und gegeben hat.

Schließlich kann Jeannette doch wieder auf »ihre« Station gebracht werden. Ein kleiner Kamerad, mit dem sie ein wenig geflirtet hatte, warnt sie: »André war vorher da und jetzt ist er tot!« Sie bittet, nicht in dem Bett des Verstorbenen bleiben zu müssen. Sie bittet auch, ihrer Mutter zu sagen, sie könne entlassen werden. Aber sie weiß, daß ihre Mutter sie nicht nach Hause holen will.

Und die Geschichten gehen weiter: »Die Geschichte von einer Frau, die niemals Glück hatte. Sie hatte drei Kinder und einen Mann. Unglücklicherweise war ihr Mann gestorben, darüber war sie so traurig, daß sie krank wurde. Ihre Kinder gaben ihr Bestes, um sie zu pflegen, vergeblich, sie starb. Meine Geschichte ist traurig, weil die Kinder ins Waisenhaus kamen. So endet die Geschichte dieser Familie.«

Unglück, Traurigkeit, Einsamkeit sind die Träger von Krankheit und Tod. Doch es besteht, hier, der Wunsch, daß der künftige Tote nichts auf Erden zurücklassen muß.

Am selben Tag: »Eine alte Oma lebte seit dem Tod ihres Mannes und ihres Sohnes allein. Eines Abends kommt sie nach Hause und beschließt, aus einem Zimmer ein Museum für wertvolle Dinge zu machen. In einen Schreibtisch legt sie alle Briefe ihres Mannes und ihres Sohnes und alle verwelkten Blumen. Das ist nicht sehr viel, aber immerhin! Und die Nachttischlampe, die sie zu ihrer Hochzeit bekommen hatte. Wenn die Oma sich langweilt, geht sie in ihr Museumszimmer. Dort fühlt sie sich glücklich. Ich weiß nicht, was ich mir Besseres vorstellen könnte!«

Hier bleibt der Tote in Form von Briefen und verwelkten Blumen dem Lebenden nahe. Dieser Tote ist nicht ganz gestorben. Der Lebende bleibt nicht allein. In einer Schachtel oder im Innern eines Zimmers mit jemandem zusammen zu sein, das Leblose anzunehmen und sich mit ihm zu identifizieren, das ermöglicht, die Trennung zu verleugnen.

Sie erzählt an dem Tag, an dem sie aus dem Krankenhaus entlassen wird, obwohl Störungen aufgetreten sind, die ihr Sehvermögen beeinträchtigen: »Ein Mann und eine Frau lebten sehr glücklich in einer Hütte. Aber eines fehlte ihnen: Kinder. Eines Tages bekam die Frau eine Tochter, die sie Jeannette nennt, leider ist sie blind, und sie haben keine anderen Kinder. Da kaufte sie ihr Puppen, machte ihr gepunktete Linien, damit sie lesen lerne. Sie haben sie in ein schönes Haus geschickt. Sie haben sie an den Augen operiert und jetzt sieht sie.«

Jeannette bleibt einige Wochen zu Hause. Durch die Strahlentherapie hat sie ihre Haare verloren; das Stationspersonal hat ihr eine Perücke geschenkt, die sie mit großem Stolz und voller Zufriedenheit vorzeigt. Sie fragt mich nach meiner Meinung, denn ihre Mutter möchte ihr einen Rollstuhl kaufen, damit sie mit ihren Geschwistern ausfahren kann, und sie fügt hinzu: »Was hab ich? Wie heißt das? Und was hat mein Arm, wie nennt man das? (Ihr Arm ist gelähmt geblieben.) Ich denke, daß er faul ist. Wissen Sie, wie das alles begonnen hat? Im Sanatorium hat mich ein Bursche zu Fall gebracht. Er hat mir einen Tritt ans Bein gegeben, und am nächsten Tag war mein Arm so wie jetzt. Vielleicht müßte ich ihn mehr bewegen? Man hat mir gesagt, ich würde mich nur anstellen, aber ich erinnere mich jetzt nicht mehr. Ich möchte schlafen. Ich bin hierhergekommen, um heia zu machen.«

Ihre Eltern haben sie in ihrer Verzweiflung nach Lourdes gebracht; dort mußte sich Jeannette von einer Nonne anhören: »Die heilige Jungfrau kann nicht jedermann heilen.« Zurück von der Pilgerfahrt, fühlt sich Jeannette schlecht, erbricht und ist unzufrieden, da die heilige Jungfrau sie nicht geheilt hat. Sie bittet den Priester, jede Woche zur Kommunion zu kommen.

Frau J. fragt sich, was Jeannette wohl ihre Kameraden und die Ärzte fragen, was sie ihnen wohl sagen mag. Sie hat nämlich erfahren, daß Jeannette den Eltern ihres Zimmernachbarn erklärte: »Meine Eltern sagen mir nichts, aber ich weiß, daß ich einen Tumor habe.«

»Was soll man ihr sagen?« fragt Frau J. »Das macht mir Angst. Ich glaub nicht, daß ich es ihr sagen kann, und dennoch braucht sie, daß man ihr die Wahrheit sagt. Sonst wird sie wütend.«

Frau J. stellt hier die schon so oft – wie es scheint, vergeblich – diskutierte, schwierige Frage: Soll man die Wahrheit sagen oder nicht? Worum handelt es sich hier? Jeannette weiß, daß sie sterben wird. Ihre Mutter weiß, daß sie sterben wird. Und sie weiß, daß Jeannette es weiß. Alle beide kennen die »Wahrheit« über die Zukunft von Jeannette. Dennoch stellt sich weiterhin für beide die Frage. Die Mutter fragt sich: Was soll ich meiner Tochter sagen? Und Jeannette wird angesichts des Schweigens ihrer Eltern wütend. Es handelt sich hier um die Beziehung zum anderen (Mutter oder Kind), um die Beziehung, die es zu bewahren, in ihrer Integrität zu erhalten gilt und die durch Schweigen oder Lügen zerstört wird.

Jeannette wird in gebessertem Zustand entlassen, aber fällt zweimal ins Koma. Frau J. versteht nicht, was sich ereignet hat; ihr Mann ebenfalls nicht. Sie möchte mit den Ärzten sprechen: »Man hat uns gesagt, sie sei nicht operabel. Dann sagte man, es gehe ihr besser, und nach acht Tagen müssen wir sie zurückbringen. Also ist doch irgend etwas los! Was sollen wir glauben? Wir hatten eine Hoffnung. Wir glaubten, alles komme in Ordnung, als der Arzt uns mitteilte, bei der letzten Pneumo-Enzephalographie habe man nichts entdeckt. Jetzt sind wir wieder am gleichen Punkt angelangt. Wir verstehen es nicht. Ist es wahr, was man uns sagt? Sitzt das Übel noch an derselben Stelle, oder hat es sich ausgebreitet?«

»Meine Mutter hält mich für verrückt«, sagt Frau J. »In dem einen Brief schreibe ich ihr, Jeannette ist im Krankenhaus, dann, daß sie nach Hause gekommen ist, und dann, daß sie wieder von neuem im Krankenhaus ist. Es ist ein Rätsel. Gestern sagten die Ärzte: ›Für Jeannette wäre es das Beste, wenn sie zur Schule ginge.‹ Aber wenn sie zur Schule geht, und ich weiß, daß es gut für sie wäre, wird sie den Unterricht stören, und die Lehrer müssen doch ihren Unterricht halten, sie können sich nicht um eine Kranke kümmern. Und ich habe Angst, daß die anderen Kinder sich über sie lustig machen – sie kann nicht lange ihre Perücke tragen. Und außerdem wäre sie in derselben Klasse wie ihre ein Jahr jüngere Schwester. Der Lehrer hat seinen Beruf. Die Ärzte haben ihren Beruf. Ich bin Hausfrau. Man kann nicht von jemandem verlangen, alles auf einmal zu sein. Also das Beste wäre, wenn Sie das mit den anderen Ärzten besprächen. Sie kennen unseren Standpunkt, wir werden versuchen, eine Lösung zu finden.«

Der Verwunderung der Eltern entspricht die Verwunderung des

Pflegepersonals. Jeannette kommt immer in einem außerordentlich bedrohlichen Zustand ins Krankenhaus, erholt sich sehr rasch, gibt sich heiter und gut aufgelegt. Einen Monat später jedoch wird sie von neuem im Koma eingeliefert, auf einer anderen Station.

»Informieren sich die Ärzte auch gut untereinander?« fragt Frau J. beunruhigt. Diese Unruhe wird von Jeannette geteilt, die sich mit folgenden Worten an einen Arzt wendet, als sie aus dem Koma erwacht: »Ich habe zwei Bären, einen, den ich nicht leiden kann, und einen, den ich sehr mag. Wenn ich im Sarg davongetragen werde, sollst du meinen Lieblingsbären nehmen und neben mich, den anderen zu meinen Füßen legen.«

Jeannette wird nicht allein weggehen. Ihre Bären repräsentieren diejenigen, die sie liebt und die sie nicht liebt. Sie wird gemeinsam mit ihnen fortgehen. Jeannette ist wenige Stunden, nachdem sie diesen Wunsch geäußert hatte, gestorben.

Sechs Monate später wird ihr drei Jahre jüngerer Bruder im Koma in das Krankenhaus eingeliefert. Frau J. hatte ebenso wie der behandelnde Arzt bemerkt, daß seine Symptome mit denen von Jeannette identisch waren. Ihr Mann und sie hatten so große Angst, daß sie versuchten, einen anderen Grund für seine Erkrankung zu finden, und haben im Arzneischrank geprüft, ob Robert nicht Medikamente genommen habe; es fehlte nichts. Dieser Arzneischrank ist übrigens im ehemaligen Zimmer von Jeannette, das zu betreten den übrigen Kindern verboten ist, eingeschlossen.

Seit dem Tod von Jeannette sind alle krank. Die Familie ist völlig verschuldet, so daß man zögert, die Ärzte zu rufen, deren Besuch man nicht mehr bezahlen kann. Frau J. geht mehrmals täglich auf den Friedhof. Mit ihrem Mann spricht sie nicht mehr über Jeannette. Sie fühlt sich allein, besucht ihre Mutter nicht mehr, weiß nicht mehr, wie es ihren Geschwistern ergeht: »Mein Mann«, sagt sie, »fragte mich, bis wann ich Trauer tragen wolle. Ich habe ihm gesagt: ›Das geht dich nichts an.‹ Meine Mutter habe ich immer nur in Schwarz gekannt.«

## 2. *Pierre*

Der siebenjährige Pierre wird aufgenommen, um endgültig die Diagnose einer Nierenerkrankung stellen zu können, die sich seit drei Jahren verschlimmert.

Seine Mutter, Frau P., stellt ihn und sich selbst mit folgenden Worten vor: »Pierre ging es sehr gut, bis er diese rätselhafte Krankheit bekam. Ihn verfolgt das Problem der Toten. Es ist merkwürdig für ein Kind, an diese Dinge zu denken. Vielleicht ist es wegen der fehlenden Religiosität. Selbst als er ganz klein war, stellte er Fragen danach, also muß es nicht unbedingt die Krankheit sein. Aber er hat Schwierigkeiten gehabt, seine gewohnte Umgebung zu verlassen. Er hat genug vom Krankenhaus, es plagt ihn. Meine Töchter haben niemals Fragen nach dem Tod gestellt, sie wollen allenfalls etwas über die Geburt wissen. Er will wissen, warum man stirbt, in welchem Alter man stirbt, ob ich vor ihm sterben werde. Seine Großmutter ist im vergangenen Jahr plötzlich gestorben. Ich hab mich nicht getraut, ihm zu sagen, daß sie tot ist. Wenn wir katholisch wären, fänden wir vielleicht darin eine Lösung, aber so ... Er ist pessimistisch. Kommt das von seiner Krankheit? Von Anfang an hat er mir gesagt: ›Ich werde sterben.‹ Es war für ihn vielleicht der größte Schock, seine Großmutter plötzlich nicht mehr sehen zu können. Als er vier Jahre alt war, starb seine kleine Katze. Wir haben immer viele Haustiere gehabt. Seine kleine Katze hatte Gift gefressen, sie ist gestorben, und er hat sie gesehen. Uns sind die Hände gebunden, wir wissen nicht, wann die Krankheit wieder aufflackert und ob sie wirklich geheilt ist. Es ist eine ›Überraschungskrankheit‹. Wenn wir in unserer Umgebung darüber reden, kennt sie niemand. Woher kann sie wohl kommen? Ist es körperliche Überanstrengung? (Fahrradfahren). Er übertreibt, dieser Junge. Er fährt viel Fahrrad und streitet sich mit seinen Schwestern.«

Groß ist die Verwirrung der Erwachsenen vor dem Sterben eines Kindes und vor seinen Fragen nach dem Tod, ob nun die Religion eine Antwort vorgibt oder nicht. Und dabei würden doch die Worte des Kindes selbst es erlauben, mit ihm ein Gespräch zu beginnen und diese Fragen mit ihm zusammen zu stellen. Hören wir Pierre: »Ich bin hier seit mehr als zehn Tagen, weil ich eine Nierenkrankheit habe. Warten Sie, ich will mein kleines Heft nehmen. Es ist eine Nephrose. Weil ich nicht wußte, was es ist, hat meine Mutter es mir in mein Notizbuch geschrieben.« Pierre zeigt uns sein Notizbuch mit dem Titel: *Nützliche Anweisungen für die Ärzte.* »Das ist, weil ich Albumin habe, weil ich immer nur Unsinn im Kopf hatte. Wenn ich zu schnell mit dem Fahrrad gefahren bin – wissen Sie, das ist komisch, mein Arzt heißt

Dr. Fahrrad –, also wenn ich Fahrrad gefahren bin, hatte ich geschwollene Augen, mein Arzt nannte mich ›mein kleiner Freund‹. Mit vier Jahren bin ich Fahrrad gefahren, ich fuhr zu schnell, meine Augen sind geschwollen. Hier langweile ich mich. Meine beiden großen Schwestern spielen mit Puppen. Meine große Schwester hat eine Mama und einen Mann, die andere hat eine Mama. Wenn ich mit ihr spiele, bin ich die Tochter. Und jetzt langweilen sich meine Schwestern. Aber sie gehen zur Schule. Ich hab nicht hingehen können. Mit sechs Jahren war ich kurze Zeit dort, doch mit sieben Jahren kann ich nicht mehr.«

Für Pierre liegt der Ursprung seiner Krankheit in übermäßiger körperlicher Betätigung. Er erlebt sich schon getrennt von seiner Familie, hier getrennt von dem Schwesternpaar, dessen Kind er im Spiel zu Hause ist. Und diese Art der Verschiebung charakterisiert Kindergespräche. Sie schreiben einem anderen (einer Person, einem Kind, einem Tier, einem Baum) ihre Gedanken, ihre Träume, ihre Aktivitäten zu. In gleicher Weise schreiben sie einer anderen Person die Gedanken, Träume und Aktivitäten der Person zu, über die sie sprechen wollen. Hier stellen die Schwestern die Eltern dar.

Pierre zeichnet sich selbst mit einem dicken Bauch und großem Kopf und sagt dazu: »Ich streck die Zunge raus und ich geb einen großen Nasenstüber. Ich hab einen dicken Typ gezeichnet. Das wär gut, wenn ich so wär. Seit vier Jahren habe ich nicht zugenommen. Morgen können Sie mich nicht besuchen, weil man mir ein Stück Niere rausnehmen wird. Man weiß nicht, ob meine Nieren normal sind, weil ich seit vier Jahren immer gleich bin. Ich war lustig mit vier Jahren. Ich wär jetzt gern noch vier Jahre. Ich war ein bißchen dumm, aber wenn meine Krankheit nochmal beginnen müßte, also, nein danke!«

Pierre hat Humor, ob er nun vier oder sieben Jahre alt ist. Was auch immer man ihm über die Untersuchung seiner Nieren mitgeteilt hat, er hat sich schon jetzt eine Meinung darüber gebildet.

Als er von seinen Nieren spricht, frage ich ihn, ob er das Innere seines Körpers zeichnen könne. Er macht eine sehr zerstückelte Zeichnung, die er folgendermaßen erläutert: »Das ist da, damit ich sprechen kann, das, damit ich meine Arme bewegen kann. Die Finger müssen sich bewegen, deswegen gibt es die Knochen. Das sind die Muskeln, damit ich meinen Körper bewegen kann. Das ist da, damit ich meine Knie bewegen kann. Das da zum Laufen. Das, damit ich die Luft atmen kann, und da mein kleiner Wanst und oben mein Gehirn.« Jeder Körperteil hat seine Lebensberechtigung.

Drei Tage später zeichnet Pierre – nach der Nierenbiopsie – ein Haus, von dem eine kleine Straße von der Tür an der Vorderfront zu einer anderen Tür auf der Seite führt. An jedes Ende des Weges zeichnet er einen Mann: »Der da geht aus dem Haus, dieser Herr da ist ein Großvater, er schließt die Fensterläden, weil er schnarchen wird. Der erste wird den Großvater wecken, aber die zwei sind aufeinandergeprallt und haben blaue Flecken: Der Weg ist nicht breit genug. Die Eltern sind zu einer langen Reise weggefahren, und der Großvater ist gekommen, um auf die Kinder aufzupassen. Der Vater sagt zum Großvater, er solle nicht schnarchen. Mein Vater schnarcht. Ich weiß es, denn ich wache als erster von der Familie auf. Ich wache auf, weil ich Hunger habe, und Mama schläft schlecht, weil ich sie wecke.«

Diese Geschichte scheint weder Hand noch Fuß zu haben. Pierre stellt hier seine Identifikationsschwierigkeiten dar: Die Rollen, die sein Großvater und sein Vater für ihn spielen, und die Sätze, die sie aussprechen, tauscht er wechselweise aus.

Pierre zeichnet seine Familie und stellt seinen Vater, seine Mutter und seine beiden Schwestern dar. Dann fragt er: »Muß ich auch die anderen zeichnen?«

»Wen?«

»Na, den Vater meines Vaters, der vor meiner Geburt gestorben ist.«

»Gestorben? Was ist das?«

»Die Toten sind die, die halt nicht mehr auf der Erde sind. Sie können nicht mehr leben. Man kann nicht mehr die Augen aufmachen. Man kann sich nicht mehr bewegen. Bevor man stirbt, hat man ein müdes Herz.« (Bemerkenswert hier der Übergang vom »sie« zum »man«.) »Heil und ganz, das ist das Gegenteil. Da muß ich an ein Ding denken, das ich im Krankenhaus gesehen habe und das gar nicht lustig war: ein kleines Baby, das sterben konnte. Seine Eltern weinten auf dem Flur. Als ich kleiner war, hat man mich in ein anderes Krankenhaus gebracht. Als ich mit vier Jahren ins Krankenhaus gegangen bin, hab ich Angst gehabt, weil ich meine Katze sterben sah und man nicht wußte, wie sie gestorben war . . . Sehen Sie, meine Mutter existiert noch, meine Großmutter existiert noch, aber sie bewegt sich nicht mehr.«

Diese diagnostische Unsicherheit hat ihre Parallelen in Pierres Krankheit, die seine Verlegung in verschiedene Krankenhäuser erforderlich machte und deren Prognose sehr ungewiß bleibt.

Er nimmt ein neues Blatt und fragt mich:

»Was soll ich jetzt machen?«

»Was würdest du gern tun?«

In dem Augenblick bemerkt eine Krankenschwester im Vorbeigehen: »Ich bin fix und fertig.«

Pierre greift diesen Ausdruck auf: »Was heißt das: fix und fertig?«

Und er beginnt, ohne eine Erklärung abzuwarten, eine neue Zeichnung: »Ich werde mich zeichnen, im Krankenhaus. Man kann das Glas nicht gut sehen, weil die Flasche daneben steht. Auf die andere Seite werde ich das Gefäß mit meinem Urin zeichnen. Wie werd ich die Flüssigkeit in der Flasche malen? Das Handtuch muß ich weiß lassen. Da ist der Hocker und da der kleine Tisch, der bis zur Wand reicht, so. An der Wand ist ein Brett mit einem Blatt drauf und da das Waschbecken. Das bin ich, wenn ich krank bin.«

Er hat sein Bett gezeichnet, den Nachttisch, die Infusionsflaschen, die Fieberkurve, alle Attribute der Krankheit, ohne sich selbst zu zeichnen.

»Ich denk an meinen Hund, an meine Katze, die gestorben ist. Ich hab nicht genug Platz, um alles zu zeichnen . . . Bevor ich einschlafe, denke ich an meine Tiere: meinen Hund, meine Schildkröte, meine Hamster. Wir haben eine Schildkröte adoptiert. Sie war herrenlos. Ihre Kinder haben nicht überlebt. Sie kann bis zu ihrem Tod Kinder haben, glaube ich. Vielleicht stirbt sie vor Schwäche oder wenn sie Gift frißt . . .«

Erschöpfung, Vergiftung sind zwei mögliche Todesursachen. Pierre ist erschöpft und vom Harnstoff »vergiftet«.

Er fährt fort: »Ein Ding kann nicht sterben, ein Ding aus Eisen, das Waschbecken. Es lebt nicht, es kann nicht sterben.«

Es wird nur sterben, was lebt. Vielleicht liegt hier einer der Gründe für seine Zeichnung vom Innern des Körpers. Jedes Teil lebt für sich und könnte daher sterben, ohne den Tod des Ganzen herbeizuführen.

»Die Kleinen muß man an den Weihnachtsmann glauben lassen, sonst sind sie traurig. Meine Schwestern haben es mir gesagt, und außerdem habe ich ganz viele Weihnachtsmänner in den Geschäften gesehen. Der Weihnachtsmann würde vor Erschöpfung sterben, wenn er in einer einzigen Nacht um die ganze Welt reisen müßte . . . Als ich klein war, hörte ich ›tot-tot‹, es regte mich auf. Da hab ich gefragt, was das bedeute. Das sind so Gedanken, die man nicht wegtun kann. Ach, man kann nicht immer leben, und man muß den Augenblick nutzen, wo man lebt!«

Um den Tod zu definieren, greift Pierre zu bildlichen Darstellungen, die ihn allesamt als einen Verlust darstellen: Verlust der Welt: Der Tote ist nicht mehr auf Erden; Verlust der Sinne: Der Tote kann nicht mehr sehen; Verlust der Motorik: Der Tote kann sich nicht mehr bewegen; Verlust der Gedanken (vielleicht): obwohl sie die Kontrolle über ihren Körper verloren hat, ist die Großmutter nicht gestorben, sie existiert noch, da sie denkt.

Ausgehend von dieser Dualität versucht Pierre übrigens, nicht mehr den Tod, sondern das Leben zu definieren – es ist die Möglichkeit zur Zeugung (der Tod ist der Verlust dieser Möglichkeit), und das, was »weder lebendig noch tot« ist, ein Gegenstand, ist gerade der Möglichkeit zu sterben beraubt.

Über dieses Gespräch hinaus stellt Pierre am Rande seine bildliche Identifikation mit einem Toten dar: Die beiden Personen, die auf seiner ersten Zeichnung fehlen, sind sein verstorbener Großvater und er selbst. In einem Krankenhaus hatte Pierre ein krankes Baby gesehen, von dem er wußte (wie?), daß es sterben werde. Dann brachte man ihn in ein anderes Krankenhaus. Wir haben von seiner Mutter erfahren, was für ihn Krankenhaus bedeutet.

Ein anderes gemeinsames Zeichen derjenigen, die sterben werden: die Erschöpfung. Die Erschöpfung, die er aufgrund seiner Krankheit empfindet, ist sie nicht das Abbild der Erschöpfung der Schildkrötenmutter oder des Weihnachtsmannes, die beide vom Tod bedroht sind? Wenn Pierre vom Tod seiner Tiere spricht, kann man es nicht als eine Erzählung ohne Beziehung zu seinem Leben und seinen Fragen über das Leben nehmen. Doch auch für ihn ist es leichter, über den Tod seiner Tiere als über seinen eigenen oder den seiner Angehörigen zu sprechen. Diese Art der Verschiebung ist für Kinder charakteristisch, sie ist eines der Themen des Filmes *Verbotene Spiele*. Die Kinder machen darin kleine Bahren und Kreuze für alle Tiere, die sie finden und die sie an einem nur ihnen bekannten Ort begraben. Diese Toten und ihre Gräber sind der Ersatz für die verlorenen Eltern, ein unaufhörlich wiederholter Ersatz, da die Eltern spurlos verschwunden sind.

Über die Auswirkungen für den Betroffenen selbst hinaus erwähnt Pierre die Auswirkungen des Todes auf den anderen: die Angst vor dem Unerklärlichen. Der Tod der Katze, der Zustand seiner lebenden, aber inaktiven Großmutter führen zu einem Bruch im Gespräch. Es ist freilich nur scheinbar ein Bruch, denn er nimmt dasselbe Thema in seiner zweiten Zeichnung, die ihn darstellt, wieder auf, obwohl er sich bei der Zeichnung seiner Familie ausgeschlossen hatte: Hier stellt er den Inhalt seiner zwanghaften Gedanken dar, das heißt, den Tod, die Verlassenheit, die Geburt, den sterblichen Lebenden und das unsterbliche Leblose. Schließlich bietet er verschiedene Möglichkeiten an, sich gegen die Angst abzusichern: den Traum mit dem Weihnachtsmann oder die Freude über den gegenwärtigen Augenblick. Diese Methoden sind jedoch unwirksam, der quälende Gedanke bleibt und wird durch die Gewißheit seines Schicksals gestärkt, wie die folgenden Worte zu seiner Mutter bezeugen: »Hier im Krankenhaus gibt es einen Pfarrer und eine Kirche. Die ist für die sterbenden Kinder. Ich werde alle Krankenhäuser kennenlernen und ich werde sterben.«

### *3. Helene*[2]

Zahlreiche Beobachtungen der medizinischen Praxis zeigen den Körper des Kindes als privilegierten Ort, um Signifikanten des Diskurses des Anderen in ihm auszudrücken, des Anderen, der aus dem mütterlichen Diskurs spricht. Dieses Feld des Signifikanten ist die Klinik. Was bedeutet das? Um es zu erläutern, wollen wir die Eintragung eines verbalen Signifikanten nehmen. Frau G. ist Mutter eines Kindes, das an einer Myopathie mit generalisierter Hypertonie, die sich zunehmend verschlechtert, erkrankt ist.

»Als Helene neun Monate alt war, wußte ich, daß ihr was fehlt. Sie war schlaff. Mein Mann machte sich über mich lustig. Ich bin zum Arzt gegangen . . . Er sagte mir, ich sei verrückt . . .«

Aber Frau G. konnte gut »einen Unterschied« zwischen diesem Mädchen und ihren beiden Söhnen machen, die ihr niemals Grund zur Besorgnis gaben. Zwischen diesen Söhnen und Helene besteht ein erheblicher Altersunterschied, den sie so erläutert: »Vor zwölf Jahren hatte ich eine Blasenmole, man sagte mir, ich könne nie mehr ein Kind haben. Aber ich wollte eine Tochter haben.«

Nach einer Schwangerschaft, die mit einer Fehlgeburt endete, und obwohl man ihr wiederholt sagte, es sei »verrückt«, ein weiteres Kind zu wollen, wird sie wieder schwanger. Im achten Monat wird eine Röntgenaufnahme gemacht: »Danach hab ich bemerkt, daß meine Tochter sich nicht mehr bewegte. Ist das Zufall? Ich glaub es nicht. Ich glaubte, sie sei tot. Als sie geboren wurde, haben die Ärzte nichts bemerkt, aber ich hab vor Angst vierzig Fieber gehabt, als man mich mit ihr entlassen hat. Mit diesem Kind hab ich immer Angst gehabt. Wir wünschten uns eine Tochter, es war eine, wir würden sicherlich mit ihr schlimme Dinge erleben. An Stelle der beiden anderen schon wünschten wir uns eine Tochter und bekamen Buben, da war ich nicht beunruhigt.« Weil das, was man nicht begehrt, nicht den Zufälligkeiten des Wunsches unterworfen ist? Über den alltäglichen Wunsch nach einem Kind hinaus bringt der unabweisliche, zwanghafte und verbissene Wunsch nach einem bestimmten Geschlecht den Gegenstand des Wunsches, das Kind, in eine verletzliche Position.

»Diese Geschichte hat mich immer verfolgt. Dr. X. hat mir gesagt, das sei mütterliche Voraussicht, aber er hat es nicht zu verstehen gesucht.«

Vorausahnung oder nachträgliche Rekonstruktion? Das ist schwierig zu entscheiden, es ist jedoch sicher, daß einerseits das Weiche des kindlichen Körpers sich auf das Weiche (Blasenmole), das chirurgisch entfernt wurde, bezog und daß andererseits durch eine Veränderung der Konsonanten, F für M, Frau G. das Attribut der Verrückten zugewiesen wird – das eine Mal, als sie die Wahrheit sagt (mein Kind ist schlaff), das andere Mal, als sie den Wunsch äußert, eine Tochter zu haben.[3]

Vorherwissen, Rekonstruktion, oder nicht eher eine Erkenntnis der Mutter in dem Anderen, das der Körper des Kindes repräsentiert? Die Erkenntnis einer grundlegenden Wahrheit, die im kindlichen Körper dargestellt und die an den Wunsch und das weibliche Geschlecht gebunden ist? Einer Wahrheit, die der klassischen Gleichung Kind-Penis ihren Status der Mystifikation wiedergibt im Vergleich zu dem Platz, den Penis und Kind unter Umständen einnehmen, nämlich den des Phallus. Da einige Frauen diesen zentralen Unterschied nicht symbolisieren können, kann ihr Kind Repräsentant für das werden, was sie unterscheidet und was sie nicht besitzen können. Es kann ihnen dem Tod geweiht erscheinen, weshalb man sagen kann, es handele sich um eine mütterliche Vorausahnung. Wird der kindliche Körper, der anstelle des fehlenden Signifikanten auf der Bildfläche erscheint, als solcher im Todestrieb wahrgenommen?

Gestützt und gestärkt durch die Vorausahnung geht Frau G. mit ihrer Tochter Helene durch die medizinischen Institutionen. Dabei wird sie mit unterschiedlichen und inadäquaten Stellungnahmen konfrontiert. Als sie einen Arzt suchte, der wenigstens ihre Besorgnis teilen und ihre Hoffnung wahren, das heißt, sie in Sicherheit wiegen sollte, hörte sie einen sagen: »Das ist eine Myopathie, ihre Tochter muß sterben«, und einen anderen: »Das ist nur eine Entwicklungsverzögerung, ihre Tochter wird in zwei Jahren laufen können.« Der eine hebt die Hoffnung, der andere die Besorgnis auf. Ob es nun der eine oder der andere, die einen oder die anderen waren – denn Frau G. hat zahlreiche Ärzte um Rat gefragt –: »Was mir die Hoffnung nahm«, sagt sie, »war, daß sie nicht zu verstehen, zu wissen suchten.«

Sie blieb also allein mit ihrer Vorausahnung, die von den Ärzten als Wissen gewertet wurde; diese konnten sich übrigens in ihrer Ohnmacht ebenfalls nur verlassen fühlen.

Als ein Arzt nach einer Biopsie die Diagnose bestätigte, zerstörte die für ihn niederschmetternde Prognose jede Hoffnung und jede Möglichkeit, mit Frau G. in Beziehung zu treten: »Er hat uns die Diagnose mitgeteilt, ohne mit uns darüber zu sprechen. Dieser Arzt ist unzugänglich.« Ohne Zweifel wird das Verhalten der Nonnen, die Helene pflegen, durch dieselbe Barriere, denselben offiziellen Mangel an Zukunftsaussichten bestimmt: »Die Nonnen mit ihren gekreuzten Armen versperren uns den Weg«, sagt Frau G. Um dieser Einsamkeit zu entgehen, plant Frau G., an *Faire face* zu schreiben: »Wir Eltern haben auch Augenblicke, wo wir keine Hoffnung mehr haben.«

Angesichts dieser Einsamkeit fragt sich Frau G., wie sie damit fertig würde, wenn ihr Mann stürbe. Aufgrund ihrer Liebe zu ihrem Kind kann sie den Tod gegenwärtig nur für die Gesunden – den Vater – ins Auge fassen. Helene, im Alter von sieben Jahren, faßt ihn für sich selbst ins Auge. Als sie auf die Wachstation aufgenommen wird, sagt Frau G.: »Meine Tochter fühlte, daß sie sterben würde. Sie hat mir adieu gesagt und nahm mich bei der Hand. Sie wollten eine Tracheotomie durchführen, ich hatte Angst, ich wußte, daß das endgültig sein würde. Sie fanden, es sei eine Sicherheit, und ich, es sei ein Hindernis.« Achtzehn Monate später sagt Helene ihrer Mutter: »Ich will nicht sterben, ich bin zu klein.«

Als sie mit acht Jahren auf der Station aufgenommen wird, stellt sich Helene so vor: »Ich weiß, was die Ärzte denken: sie wissen nicht! (Sie lacht). Professor U. hält es für eine Myopathie. Professor Z. für einen Werdnig-Hoffmann (heftiges Lachen). Und du? Was denkst du darüber?«

Und als wir ihr die Frage zurückgeben, fährt sie fort: »Ich bin fürs Laufen (heftiges Lachen). Ich weiß nicht, wie das ist: Laufen. Papa sagt, es sei leicht. Mama sagt, es sei schwierig. Ich weiß nicht, wer recht hat.« Sie zeichnet eine Prinzessin mit einer verwelkten Blume in der Hand und sagt: »Die Prinzessin – bei mir zu Hause nennen sie mich so. Die Tulpe fällt. In meinen Träumen falle ich. Und ich bin stumm.«

Und im Hinblick auf eine zweite Zeichnung – eine »Dame«, die im Bikini am Strand mit einem Ball in der Sonne spielt – fügt Helene hinzu: »Ich darf mich nicht zu sehr über meine Krankheit beklagen. Manche sind noch schlimmer dran. Die Blinden zum Beispiel, das ist schrecklich. Oder das Schlimmste ist, stumm zu sein ... Kannst du dir das vorstellen? Stumm! ... Ich spreche liebend gern, ein richtiger Papagei ...

Seit ich hier bin, hab ich noch nicht geträumt. Ich glaube nicht an den Weihnachtsmann. In meinen Träumen verbrennen mich Hexen, oder ich falle in Löcher und bin stumm. Da bin ich wirklich schlecht dran.«

Im *Motiv der Kästchenwahl*[4] schreibt Freud, daß der Mutismus ein Symbol des Todes ist, und analysiert die Bedeutung der »stummen Prinzessin«. Ausgehend von Shakespeares Stücken *Der Kaufmann von Venedig* und *König Lear* stellt er Überlegungen über ein quasi universelles Thema der Mythologie und der Literatur an: das Thema der Wahl, die ein Mann zwischen drei Frauen treffen muß, eine Wahl, die scheinbar frei ist, aber immer auf diejenige fällt, »die nichts sagt«. Diese Wahl dürfte die des Todes selbst sein, und entsprechend dieser Interpretationen wären die drei Frauen drei Schwestern, die Parzen: Klotho bedeutet »die verhängnisvolle mitgebrachte Anlage«, Lachesis scheint das »innerhalb der Gesetzmäßigkeit des Schicksals Zufällige« zu bezeichnen und Atropos das Unabwendbare. Daß Erzählungen oder Tragödien die Schicksalsnotwendigkeit in der Form einer Wahl darstellen, dürfte dann eine Reaktionsbildung sein, die Umkehrung ins Gegenteil; denn niemand wählt den Tod, den der Mensch überwindet, indem er ihn intellektuell anerkennt. »Man wählt dort, wo man in Wirklichkeit dem Zwange gehorcht.«

Freud sieht darüber hinaus in den drei Schwestern »die drei für den Mann unvermeidlichen Beziehungen zum Weibe« dargestellt:
die Gebärende,
die Gefährtin,
die Verderberin,
oder die drei Formen, zu denen sich ihm das Bild der Mutter im Laufe des Lebens wandelt:
die Mutter selbst,
»die Geliebte, die er nach ihrem Ebenbild gewählt,
die Mutter Erde, die ihn wieder aufnimmt«.

Die »stumme Prinzessin« von Helene wäre demnach eine Darstellung des Todes. Aber Helene leidet unter der Drohung, des Anderen beraubt zu werden. Seine Krankheit ist für dieses schlaffe Kind, zu fallen. Das Schlimmste für Helene wäre freilich der Verlust der Stimme, des Blickes, dieser Teilobjekte, »die Träger des Wunsches nach dem Anderen« sind. Dieser Verlust hätte zur Folge, daß sie diese »stumme Prinzessin« würde, mit der sie zu identifizieren ist: »Nachts wache ich auf. Heute nacht um 3.00 Uhr war da noch ein Stern. Er war ganz allein. Hast du den Stern gesehen? Ach, vielleicht war er auch nicht allein!«

Von dem einsamen Stern sprechen heißt, von ihrer eigenen Einsamkeit sprechen, den anderen bitten, sie zu widerlegen. Helene wünscht zu hören: »Du hast nicht allein diesen Stern gesehen. Ich sah ihn auch . . ich sah dich.« Aber das hört sie nicht. Sie hat weiterhin Zweifel.

Ihr Bettnachbar pocht ohne Unterlaß an die Fensterscheibe, während wir uns unterhalten: »Michel hat seinen Fernseher kaputt gemacht und läßt die anderen glauben, ich sei es gewesen. Er wird es Ihnen sagen. Aber ich sag Ihnen, er hat ihn kaputt gemacht. Also, wem glauben Sie? Na? Also, wem glauben Sie?«

Ich erwähne ihre Schwierigkeiten, durch die Äußerungen von Papa und von Mama, durch die Äußerungen von Professor U. und von Professor Z., durch die Diagnose der einen und die der anderen Sicherheit zu erlangen. »Wir werden's ja sehen, wenn ich vollständig gelähmt sein werde! Glaubst du, daß ich's sein werde? Was du mir sagst, glaube ich. Aber wenn ich wüßte, daß ich gelähmt sein werde, würde ich lieber sterben . . .

Aber niemand wünscht zu sterben.«

Hinsichtlich dessen, was der andere sagt, bleiben bei Helene Zweifel bestehen: »Wenn Sie sagen, ›Ich denke . . .‹, also, Sie sind nicht sicher?«

Sie behält ihre Zweifel, was ihre Zukunft als Gelähmte betrifft. Wenn es sicher wäre, schiene ihr der Tod vorzuziehen. Dieser Wunsch würde sie allerdings von den anderen trennen, da »niemand zu sterben wünscht«. Ihr Todeswunsch würde sie aus der Welt der anderen, die nicht sterben wollen, ausschließen und sie in ihre Einsamkeit zurückverweisen.

»Ich hab geträumt. Es ist schrecklich. Da war eine Wolke, die die Stadt in die Luft sprengen wollte. Das hing mit der Form der Wolke zusammen. Mein Vater hat mich in einen Rollstuhl gesetzt, um wegzufahren, aber er hatte das Auto und die anderen vergessen. Wir sind umgekehrt und, bumm, alle in die Luft geflogen und gestorben. Wie bei der Bombardierung von Hiroshima. Selbst jetzt scheinen diejenigen, die Strahlen abbekamen, noch zu sterben!«

Strahlen von Hiroshima oder therapeutische Bestrahlungen, die Frau G. vor Helenes Geburt bekam, beide haben schädliche Folgen, auch jetzt noch. Das Bild des Todes ist immer gegenwärtig.

Ein andermal sagt sie über die Tränen eines Nachbarn nach dem Weggang seiner Eltern: »Was nutzt es ihm, zu weinen? Ich weiß wohl, daß man ins Krankenhaus kommen muß, um zu sterben.« Und sie korrigiert rasch diesen verräterischen Versprecher: »Um nicht zu sterben. Ich will nicht sterben.«

Auf meine Frage nach dem Tod und dem Sterben antwortet Helene: »Der Tod, das ist ein Sarg. Das ist ein Garten mit Bäumen und Jesus und seinen Schülern. Ich hab keine Furcht vor dem Tod, aber ich will lieber nicht sterben. Ach, warten wir's ab!«

Der Alptraum von Hiroshima kehrt immer wieder: »Wieder Hiroshima. Eine Wolke hat alles in die Luft gesprengt. Meine Mutter ist getötet worden und ich, ich ertrinke. Ich hab komische Träume. Sie sind traurig. Ich gucke gern traurige Filme an. Das macht mir Angst. Ich sage es meinen Eltern nicht. Ich lache gezwungen, aber in Wirklichkeit lache ich nicht.«

Obwohl sie sich bemüht, ihn zu verleugnen, kennt Helene den progressiven Verlauf ihrer Krankheit, deren letztes Stadium, die Lähmung, ihr schlimmer als der Tod erscheint. Die Lähmung wäre in letzter Konsequenz der Mutismus, ihre persönliche, bildliche Darstellung, die sich mit der bekanntesten symbolischen Darstellung des Todes deckt: der großen Stummen. Nachdem sie den Tod durch seine realistische Darstellung, den Sarg, definiert hat, überlagert sie ihn mit der durch die Religion überlieferten bildlichen Vorstellung: Dadurch kann sie ihre eigene Angst verleugnen, die dennoch in Form einer übrigens unmöglichen Vorliebe, einer Wahl durchscheint. Leugnung, Projektion, Idealisierung sind ihre hauptsächlichen Abwehrmechanismen gegen die Angst. Diese Abwehr ist nur beschränkt wirksam, denn sie ist sich ihrer eigenen Faszination durch Zerstörungsideen bewußt, die den anderen und sie selbst betreffen. Diese Themen finden ihre Entsprechung in den mütterlichen Phantasien, die den Bestrahlungen während der Schwangerschaft die Ätiologie von Helenes Krankheit zuschreiben. Ein zentrales Bild dieser Phantasien ist die Schwierigkeit zu sein, zu leben, wenn man ein kleines Mädchen ist. Frau G. hat ihren Vater im Alter von einem Jahr verloren. Als sie vier Jahre alt war, heiratete ihre Mutter einen Witwer, der einen Jungen mit in die Ehe brachte, der jünger war als sie. Als ein Kind, ein Junge, dieser neuen Verbindung entsprang, wurde Frau G. zu Pflegeeltern gegeben, aus der Familie ausgeschlossen.

Unfähig, irgendwelche Aggressivität zu zeigen oder auszudrücken – aufgrund ihrer Krankheit und aufgrund der Reaktion der anderen –, wird Helene von einem quälerischen und zermürbenden Hin und Her getrieben. Den anderen kann sie nicht besser als sich selbst vor diesem mütterlichen Bild schützen, das sie in Form dieses tödlichen bösen Objektes, der Bombe, introjiziert hat, ebenso explosiv für den anderen wie für sie selbst.

Am Tag ihrer Entlassung erklärt Helene, sie werde die Zeichnungen der Prinzessin zu Hause fertig machen und uns mitbringen – wenn sie wiederkommt. Sie hofft indes, nicht wiederzukommen. Sie spricht von ihrer Zukunft, ihrem Traumhaus, ihren künftigen Kindern, »wenn ich groß bin«, von dem, was sein wird, »wenn ich wie alle anderen sein werde«. »Ich wäre nicht gern Krankenschwester, ich hab genug damit zu tun, mich selbst zu pflegen. Ich will mir nicht für die anderen den Kopf zerbrechen. Ich will einen Mann heiraten, der arbeitet, der groß, schön, schlank und nett ist ... und reich. Und ich will zwei Kinder haben.«

Sie ruft das Bild des idealen Ehepaares als Antwort auf den Anblick von Eltern an, deren Kind neben ihr liegt und dessen

Krankengeschichte sie kennt: »Er war schon im Krankenhaus X. Sie haben ihm physiologische Kochsalzlösung gegeben, er hätte daran sterben können. Er hatte 180 Blutdruck und einundvierzig Temperatur. Nicht wahr, ich weiß Bescheid?«

Helene kehrt nach Hause zurück, baut ihr Traumhaus, der Tod bleibt im Krankenhaus, im Körper eines anderen kranken Kindes zurück. Helene ist nicht mehr die Kranke: »Los, stellen Sie mir Fragen, so, als wär ich die Mutter eines kleinen Mädchens im Kinderkrankenhaus.«

Sie kann Mutter sein. Sie kann, wie ihre eigene Mutter, für ein krankes Kind dasein, doch diese Möglichkeit wird sofort und von neuem in Zweifel gezogen: »Mama hat mir erzählt, was sie Ihnen gesagt hat, aber ich weiß nicht, ob sie die Wahrheit gesagt hat! Ich sage nicht, daß ihr Ärzte böse seid. Sie haben mir weh getan, und sie haben mir Gutes getan, um es herauszufinden. Sie haben es gefunden. Ich möchte, daß sie mich pflegen. Das ist normal.«

Was lehrt uns Helene? Mit acht Jahren bekundet sie die Weisheit Freuds, als er im Alter von siebenundfünfzig Jahren schrieb: »Niemand wünscht zu sterben.« Sie antwortet auf die Frage »Was ist der Tod?« mit einem Standardbild, das dem Naiven erlaubt, ihre Antwort unter die Rubrik der künstlichen, echohaften Idealisierung einzuordnen . . . Im Stil eines Papageis? Aber da sie frei ist, diese Gemeinplätze weder vor dem anderen noch vor sich selbst auszusprechen, spricht sie davon, was der Tod für sie bedeutet, daß der Tod für sie existiert. Er ist im wesentlichen die Unmöglichkeit, mit dem anderen zu kommunizieren, und die Unmöglichkeit, wie der andere zu sein.

## 4. *Robert*[5]

Der dreizehnjährige Robert wird wegen einer Niereninsuffizienz hospitalisiert. Seine Krankheitsgeschichte beginnt mit der Geburt. Die Mutter kam mit einem Kind, das sich in einer verdrehten Steißlage befand, zu spät in die Entbindungsklinik. Die Geburt bestand aus einer dreißig Minuten langen manuellen Extraktion, dabei wurde das Kind an den Füßen, an den Knien und dem Becken herausgezogen. Wiederbelebungsmaßnahmen waren ebenso notwendig wie die Unterbringung im Inkubator während einiger Stunden. Er soll zehn Tage lang an den unteren Gliedmaßen gelähmt gewesen sein und an einer Harnverhaltung gelitten haben. Damit er Wasser ließ, »mußte man ihm die Beine anheben«. Nach zehn Tagen denken die Eltern, alles sei vorbei. Die psychomotorische Entwicklung ist normal. Er ist weder tags noch nachts sauber, das beunruhigt die Mutter nicht, denn »er pinkelt, wenn sie ihn auf den Topf setzt« (auf seinen Wunsch hin). Mit vier Jahren gerät er in ein als »acetonämisch« diagnostiziertes Koma. Mit fünf Jahren untersucht ihn ein Urologe wegen seiner Enuresis und operiert ihn. Der Eingriff, eine Plastik der Uretheren, hat Komplikationen zur Folge, bewirkt keinerlei Besserung seiner Enuresis. Zwei Jahre später wird das Kind zum ersten Mal von einem Arzt unserer Station gesehen, der die Diagnose einer »neurologischen Blase als Folge eines Geburtstraumas« stellt und den Eltern präzise Ratschläge für Roberts Blasentraining gibt.

Die weitere Entwicklung des Kindes wird von einem Arzt beobachtet, der es gelegentlich wegen rezidivierender Harnweginfekte behandelt. Dieser Arzt stellt im Alter von elf Jahren einen Anstieg des arteriellen Blutdruckes fest und schlägt die stationäre Aufnahme vor, um eine Diagnose zu stellen. Die Eltern lehnen ab – »aus psychologischen Gründen, die das Kind betreffen«. In den folgenden Jahren bleibt das einzige Symptom der erhöhte arterielle Blutdruck. Mit dreizehn Jahren verschlechtert sich der Allgemeinzustand ziemlich rasch. Innerhalb von zwei Monaten treten Asthenie, Anorexie, Verdauungsstörungen, Krämpfe, Sehschwäche, Nasenbluten auf. Durch dieses klinische Bild beunruhigt, rät der Arzt zu einer Einweisung ins Krankenhaus, die erst einen Monat später akzeptiert wird, als eine erneute Untersuchung einen arteriellen Blutdruck von 210 bis 250 mm Hg und alle Zeichen einer Niereninsuffizienz ergibt.

Hier folgen einige Bruchstücke aus den Gesprächen, die mit den Eltern und dem Kind während dieses Krankenhausaufenthaltes geführt wurden.

Frau P. beginnt folgendermaßen: »Man hat ihn mir bei der Geburt ›niedergemacht‹. Die Hebamme wollte den Arzt nicht rufen, und als er endlich kam, war es zu spät. Er verlor die Übersicht. Sie haben an ihm gezogen, er kam mit einer Lähmung der unteren Gliedmaßen auf die Welt, aber mit neun Monaten konnte er gehen, alles schien so normal. Er pinkelte im Alter von sechs Monaten, wenn man ihm die Beine anhob; wahrscheinlich war das eine Art Überlaufen. Ich hab darauf aufmerksam gemacht, doch man hat dem keine Beachtung geschenkt. . . Wir sind nach Paris umgezogen, ich wußte nicht, an wen ich mich wenden sollte. Zu Hause kannte ich alle Ärzte, ich war Krankenschwester . . . Kurz, es ging ihm nicht schlecht, er war noch nicht sauber, aber es war nichts Beunruhigendes, wir sagten uns: Es ist ein Junge, er ist faul.

Mit vier Jahren fiel er ins Koma, da hab ich den Kopf verloren. Ich hab wohl gemerkt, was er hatte, ich bin Krankenschwester. Wir haben ihn nach Paris gebracht (wir waren in Ferien), ich hab nach Hause geschrieben, um die Adresse eines Arztes zu bekommen, wir sind zu Professor X. gegangen, der meinte, die Nieren hätten ihre Filterkapazität verringert, und er hat ihn operiert. Aber er konnte nicht von mir getrennt bleiben. Als er im Krankenhaus war, gab er sich auf.«

Im Alter von vier Jahren ist Trennung, die eine bestimmte Dauer überschreitet, synonym mit Tod, das heißt, das Kind kann sich über eine bestimmte Zeitspanne hinaus die Rückkehr nicht mehr vorstellen. Die Trennungszeit, die ohne Schaden ertragen werden kann, ist je nach Alter und Individuum verschieden, aber gewöhnlich sehr kurz. Wenn eine Trennung dem Kind erklärt und durch Worte, durch Anhaltspunkte oder durch Personen belebt wird, die mit der Mutter in Verbindung stehen, kann ihre Dauer verlängert werden. Je intensiver die Beziehung zwischen Mutter und Kind ist, um so dichter sind die Zeichen der Verzweiflung. Das Kind erlebt sich als verlassen und zeigt es im Augenblick der realen Trennung. Der laute, herzzerreißende Ausdruck seiner Verlassenheit kann für die Umgebung, die Krippe, den Kindergarten, für die Pflegeeltern und im Krankenhaus unerträglich sein. Doch gerade er ist das Zeichen der positiven Bindung des Kindes an seine Eltern und darf nicht unterdrückt werden. Zu oft wird den Eltern geraten, ihr krankes, stationär aufgenommenes Kind nicht zu besuchen, weil »es sich aufregt . . ., es Temperatur bekommt . . ., es weint . . ., dann schlecht einschläft . . .« Dieser Rat berücksichtigt nur die Bequemlichkeit des Pflegepersonals und sorgt sich nicht um die Bindung des Kindes an seine Eltern, die er aufzuheben versucht. Wenn das Kind seine Mutter verliert, diejenige, die in ihm wohnt, kann es sich in der Tat aufgeben.

»Ich hab ihn trainiert, indem ich ihn mit den Bauchmuskeln pressen ließ und meinen Finger in den After steckte. Als er acht Jahre alt war, haben wir Professor Y. aufgesucht, der uns sagte:

›Da ist nichts zu machen, Sie müssen ihn nur zum Pissen bringen, das ist Ihr Problem.‹ (Dies wurde so verstanden: ›Ich kann Ihnen nicht helfen, ich will es nicht wissen!‹) Ich könnte nicht beschreiben, wie ich es gemacht habe, damit er pinkelt. Er hätte es von keiner anderen Person akzeptiert, und wenn ich nicht da war, zuerst jede Stunde, dann alle zwei Stunden, hätte er es nicht getan . . . Jetzt brauche ich ihn nicht mehr daran zu erinnern, bis zum letzten Jahr jedoch mußte er daran erinnert werden. Zu Hause hat er seine eigene Flasche, und er weiß, daß er einhundertfünfzig bis zweihundert Milliliter machen muß, sonst würde Restharn zurückbleiben und er verstopft werden. Eigentlich ist er nicht krank . . .

Acht Tage bevor er hierher kam, klagte er: ›Ich ersticke, ich hab Krämpfe.‹ Wir haben seinen Blutdruck messen lassen, er hatte 220. Er willigte in die Einlieferung ins Krankenhaus ein. Jetzt fühlt er sich wohl, er ist rosig, er hat zugenommen. Ich würde ihn gern mitnehmen . . . Wir würden ihn für eine Blutprobe zum Beispiel alle acht Tage wieder herbringen.

Bis vor acht Tagen ging alles gut. Ich weiß nicht, was passiert ist. Die Pubertät? Das kann nicht sein, er ist noch ein Kind. Er ist sehr traurig, weil er denkt, er muß die Klasse wiederholen. Ich sagte ihm: ›Daran stirbt man nicht‹. . . . Ich versuchte, ihn unabhängig von mir aufzuziehen, damit er sein eigenes Leben lebt, aber er will nicht. Er ist nur mit uns zusammen glücklich. Es macht mir Sorgen, daß er sich schon (mit vier Jahren) in der Klinik nicht anpaßte und man uns riet, ihn deshalb wieder mit nach Hause zu nehmen. Er aß nicht mehr, obwohl ich jeden Tag dort war. Waren wir daheim, ging alles nach wenigen Tagen gut. Das beginnt mir jetzt Sorgen zu machen. Er ist größer, natürlich, aber dort gab er sich auf, und ich fürchte, daß er wieder damit anfängt. Wenn ich, als er klein war, wegging, hatte er nach achtundvierzig Stunden vierzig Fieber. Er war einverstanden, dieses Mal für diagnostische Untersuchungen zu kommen, allerdings nur für einige Tage. Jetzt dauert es schon zu lange, nun wird er den Ärzten nichts mehr sagen. Dem Internen hat er gesagt: ›Sie führen mich an der Nase herum.‹ Heute morgen sagte mir die Stationsschwester, der Harnstoff sei abgefallen. Er meinte: ›Sie haben dir Märchen erzählt‹, er glaubt's nicht, und er wird ihnen immer sagen: ›Mir geht's gut‹, selbst wenn es nicht gut geht. Der Professor glaubt, er lebe sich gut ein, weil, wenn man ihn fragt ›Geht's gut?‹, er immer ›ja‹

antwortet. Aber das ist falsch. Mir hat er gesagt: ›Ich würde lieber zu Hause sterben.‹ Er liebte sein Leben sehr. (So knüpft sie an die Vergangenheit an.) Eine Menge Dinge interessierten ihn: Schwimmbad, Fechten, Klavier . . . Wir wollen nur hoffen, daß er durch das Reserpin stabiler wird, sein früheres Leben wiederaufnehmen kann. Aber wenn er es nicht kann? . . . Mein Mann scheint sich darüber nicht im klaren zu sein. Er ist übrigens oft nicht da (Berufsreisen). Ich bin allein mit Robert . . .«

Im Laufe des Gespräches erfahren wir, daß sie nach Roberts Geburt keine weiteren Kinder haben konnte. Sie schreibt dies der komplizierten Entbindung und besonders der mangelnden Sorgfalt des Geburtshelfers zu, so daß der Uterus geplatzt sei. Frau P. wünscht, ihr Kind selbst zu pflegen, und hat in bewundernswerter Weise seine Rehabilitation erreicht dank einer Technik, deren Ursprung sie nicht kennt und nicht erklären kann. Die Ärzte ihrerseits haben sich in ihren Augen als unfähig erwiesen oder haben es abgelehnt, ihr Hilfe zu gewähren; die Beweise ihrer Verantwortlichkeit oder vielmehr ihrer Unverantwortlichkeit werden im Verlaufe der ganzen Krankengeschichte immer wieder angeprangert, sei es nun die Geburt, zu der der Arzt zu spät kam und bei der ihr Kind »niedergemacht«, »ihr Uterus zum Platzen« gebracht wurde, sei es die neurogene Blasenlähmung, die man nicht diagnostizierte, sei es die Rehabilitation, für die man sich nicht interessierte, oder seien es die Bedingungen dieser Krankenhausaufnahme, der Mangel an psychologischem Taktgefühl Robert gegenüber.

Das Paar Mutter-Sohn erscheint wie eine wahrhaftige »viszerale Einheit«, wobei die Mutter für Robert diejenige ist, die seine Bedürfnisse und Empfindungen kennt. Robert dagegen scheint die Rolle eines zusätzlichen Organfragmentes übernommen zu haben, das von der Mutter in dem Maße überbesetzt wurde, als es einen Verlust ganz besonderer Art ersetzen sollte. Man kann vermuten, daß Robert-Objekt diesen Verlust ersetzt, aber inadäquat und also unerträglich wird, wenn er Robert-Subjekt wird. Frau P. gesteht ihrem Sohn nur einen Wunsch, der ihren Wünschen zuwiderläuft, zu, nämlich den, sich in ihrer Abwesenheit aufzugeben: Nicht mehr eingebettet, herausgerissen aus dem mütterlichen System, muß er zerspringen wie eine Sternschnuppe. Sie verewigt die Notwendigkeit ihrer ständigen Gegenwart bei ihm. Sie kann sich nicht vorstellen, für ihren Sohn gegenwärtig zu sein, ohne ihm körperlich nahe zu sein. Sie erlebt es so, als verlöre Robert sie, sobald sie ihn verläßt.

Das Thema des Todes als Ausschluß erscheint als Randthema einmal in den realen Ereignissen, da der Geburtshelfer die Wahl zwischen Leben und Tod für sie und ihren Sohn treffen mußte (wie wir später erfahren werden), zum andern in den mütterlichen Phantasien – »er gibt sich auf« oder »daran stirbt man nicht«, wie sie Roberts Sorge über seine Schulleistung kommentierte.

Herr P.: »Wir wissen, daß es schlimm ist. Es ist ernst. Wir wissen, daß es nicht heilbar ist. Wie lange wird die Besserung anhalten? Wenn innerhalb kurzer Zeit neue Ereignisse wie die jetzigen wieder ins Auge gefaßt werden müssen, wäre das fürchterlich. Besonders weil wir meinen, ihm bis jetzt ein normales Leben ermöglicht zu haben. Aber wenn er ein Behinderter mit totaler Abhängigkeit werden sollte, wäre das schrecklich: Fern sei uns der Gedanke ... Man soll sich keinen falschen Hoffnungen hingeben ... Ich hab vor allen Dingen um meine Frau Angst. Sie beunruhigt mich. Ihre Zuneigung ist uneingeschränkt, total, für sie ist dieses Kind alles. Niemand hat uns erklären können, wie es auf die Welt gekommen ist. Es ist ein Wunder-Kind, denn ihre Eierstöcke haben keinen Eisprung ... Ich habe geheiratet, um Kinder zu haben, natürlich. Nach einem Jahr hat sie wegen ihrer Sterilität Professor X. um Rat gefragt. Er meinte, sie könne keine Kinder haben. Als er Robert gesehen hat, rief er aus: ›Aber wie hat er nur zur Welt kommen können?‹ Und dann dieses Kind, das verschandelt wurde. Diese neurologische Blase, ist das angeboren? Wir haben nur ein Kind gehabt. Für mich war die Sache abgeschlossen. Aber für sie war es eine große Anstrengung, und durch einen außergewöhnlichen Zufall kommt dann dieses Kind mit dieser Behinderung. Sie hat sich ihm total hingegeben, mit all ihren Kräften. Ich bin sicher, Professor Y. hat gesagt, als er ihn wiedersah: ›Das ist nicht das Kind, das ich vor vier Jahren gesehen habe, das lebt nicht mehr‹, ich glaub mich nicht zu täuschen, wenn er hier wäre, würde ich ihn fragen ... Wenn ein Unglück passiert, ich weiß nicht, was aus ihr werden wird ... Am Tag seiner Geburt habe ich gedacht, er sei gestorben: Es hat lange gedauert, die reine Metzgerei. Der Geburtshelfer hat mir gesagt: ›Entweder die Mutter oder das Kind.‹ Und danach: ›Es wäre besser, wenn es nicht lebte.‹ Meine Frau hat ihn in diesem Moment nicht gesehen, mit seinem gelähmten Hintergestell, aber ich habe von diesem Augenblick an das Ende erwartet, irgendwann. Aufgrund meiner religiösen Überzeugung habe ich von Anfang an ein Kreuz über dieses Kind gemacht, nun kann ich den Tatsachen fast kalt ins Auge sehen.«

Um nicht später unter dem Verlust von Robert leiden zu müssen, macht Herr P. »von Anfang an ein Kreuz über dieses Kind«. Er nimmt es in Kauf, keinen lebenden Sohn zu haben. Er kann ihn nicht aufrufen, zu leben, Robert kann nicht antworten. Herr P. weiß nicht, daß man nur leben kann, wenn man als lebendig anerkannt wird. Und wenn er ihn akzeptieren würde, würde er sich wundern zu sehen, wie Robert »sich aufgibt«.

»Ich kann etwas in Kauf nehmen, was meine Frau nicht kann. Es ist, als risse man ihr etwas aus ihren Eingeweiden heraus. Sie weiß, aber sie will es nicht glauben. Sie faßt Dinge ins Auge, die mich erzittern lassen. Ihr Glaube ist nicht stark genug, dieses Herausreißen ausgleichen zu können. Sie hat eine Erziehung in einem strengen bürgerlichen Milieu genossen. Sie wurde rasch kritisiert. Sie war ›zu nichts nutze‹. Das hat sie getroffen, um so mehr, als ihre brillantere Schwester eine gute Partie machte; sie aber wurde als ›Mauerblümchen‹ betrachtet, bis zu dem Tag, an dem ich kam. Sie mußte ihren Platz finden. Infolge ihrer Befürchtung, steril zu sein, hat sie gedacht: ›Ich bin nicht wie die anderen‹, und sie hat mir gegenüber Schuldgefühle gehabt. Ich stelle mir keine Fragen. Wenn ich ein Problem habe, fasse ich die Lösungen zusammen und ordne sie an. Selbst das schwierigste Problem behandele ich in einer Stunde, wie schwer es auch sei. Im Leben gibt es nur eine Sache: VERTRAUEN, großgeschrieben, gegründet auf religiöse Überzeugung.

Der Tod meines Vaters war ein schrecklicher Verlust. Ich war fünfzehn Jahre alt, er verlor seine Stellung. Meine Mutter war der Aufgabe, ihre Kinder zu erziehen, nicht gewachsen. Ich bin das Familienoberhaupt geworden ... (zwei Kinder waren vor ihm gestorben). Meine Mutter, eine außergewöhnliche Frau, ist diesen Sommer gestorben. Sie war behindert, ihre Beine waren gelähmt ... Dr. T. muß mich aufklären, ich hab materielle Sorgen. Kann ich zu meiner Arbeit weggehen? Die Frage, die auch ich Ihnen stellen möchte: Kann eine Besserung von langer Dauer sein? Es würde mich am meisten beunruhigen, wenn man mir sagte: ›Er kann weiterleben, aber als Behinderter.‹ Das wär ja noch schöner! Uns ist es gelungen, ihn ein normales Leben führen zu lassen, wir haben ihn zum Pinkeln gebracht, er geht in die Schule. Er hat keinen Minderwertigkeitskomplex, obwohl er vor gar nicht langer Zeit noch in die Hosen machte. Wir befürchteten übrigens, daß in seinem jetzigen Alter die anderen zu ihm sagen könnten: ›Hau ab, du Stinktier!‹. Aber durch seine Intelligenz hat er es ausgeglichen. Er hat uns alle verzaubert. Wenn seine untere Anatomie auch zuschanden gemacht wurde, oben ist sie intakt.«

Herr P. stellt seine Beziehung zu seiner Frau als pädagogischen Wiedergutmachungs-Versuch dar. Er interessiert sich für ein »Mauerblümchen« mit defekten Eierstöcken. Diese Beziehung ist im Kontext mit der zu seiner Mutter zu sehen: »Eine arme Frau, die ihren Aufgaben nicht gewachsen war« und deren Tod Roberts dekompensierte Niereninsuffizienz einleitete.

Wie für seine Frau, so ist auch für Herrn P. die Behinderung durch die Lähmung unerträglich, die Behinderung (Lähmung der Beine), die man bei der Großmutter in den Monaten vor ihrem Tod ebenso wie bei Robert (das »gelähmte Hintergestell«) bei seiner Geburt wiederfindet. Dieses Nicht-ertragen-Können wird auf das Kind übertragen, das sagt: »Wie das ärgerlich sein kann, hier zu sein, eingeschlossen.«[6]

Wenn Herr P. von seiner Gattin als »einer Frau, deren Eierstöcke keinen Eisprung haben« spricht, deckt er dann nicht den spezifischen Charakter dieser Mutter-Sohn-Dyade auf, deren Trennung, deren Auflösung nicht vollzogen werden konnte? In der Tat konnte das Kind nur schwer geboren werden. Symbolisch und bildlich ist der Prozeß in der Schwebe geblieben. Das Kind ist ein Organ in enger Beziehung zum mütterlichen Körper geblieben und zugleich ein stummer Gegenstand in fast vollkommener Kontinuität mit dem mütterlichen unbewußten Diskurs. Wenn die Mutter vom Vater sagt: »Er ist sich darüber nicht im klaren«, bestätigt sie, daß die symbolische Aufgabe des Vaters in dieser Zweierbeziehung nicht vermittelnd in Kraft treten und es keine echte Geburt werden konnte, da er die Vaterrolle nicht übernahm. Der Vater selbst verzichtet darauf, für sein Kind eine Zukunft zu entwerfen. Ohne Zweifel wird man den Ursprung dieser Schwierigkeiten, die Vaterschaft zu übernehmen, in Herrn P.s Verhältnis zu seinem eigenen Vater entdecken: Der frühzeitige Tod seines Vaters hat ihn gezwungen, die Vaterrolle zu einem Zeitpunkt zu spielen, da es für ihn noch von hoher Bedeutung war, als Sohn anerkannt zu werden. »Der Tod meines Vaters war ein schrecklicher Verlust.« So hat bei beiden Elternteilen ein bestimmtes imaginäres Moment den Zugang zu der symbolischen Aufgabe der Mutterschaft und Vaterschaft versperrt.

An Robert selbst wird von Geburt an die Alternative zwischen Leben oder Tod abgehandelt. Der Geburtshelfer fragt, ob er die Mutter oder das Kind retten solle, als ob das eine das andere ausschließe. Der Vater sagt: »Ich hab ein Kreuz über dieses Kind gemacht.« Der Gynäkologe wird sich später wundern: »Wie hat er nur zur Welt kommen können«, und der Nephrologe gab zu bedenken: »Dies ist nicht das Kind, das ich vor vier Jahren gesehen habe, es lebt nicht mehr.« Die Existenz von Robert als Objekt kann weder von den einen noch von den anderen anerkannt werden. Er bleibt ein leidender Organismus. Wenn er als Subjekt mit Wünschen begriffen werden kann, dann nur als ein Subjekt, das sich vom Leben auszuschließen wünscht. »In seinem Kopf stimmt's nicht ganz, er gibt sich auf«, vertraut der Vater einem Stationsarzt an.

Für Robert waren die letzten drei Monate schrecklich. Er fühlte sich erschöpft, außer Atem. Er hatte Schwierigkeiten zu lernen, versagte beim Auswendiglernen. Aber man zog es vor, mit der Krankenhausaufnahme zu warten, damit er das Schultrimester nicht ganz versäume.

An der Krankenhausaufnahme selbst nimmt er zuerst die positiven Seiten wahr. Er interessiert sich für die medizinischen Untersuchungen, z. B. das Blutdruckmessen, die Röntgenbilder. Der schönste Augenblick, sagt er, ist am Abend, denn dann stattet man sich von Box zu Box einen Besuch ab. Er schätzt die Spielaktivitäten und die Kontakte mit den anderen Kindern sehr, die er zu Hause und auch während seines ersten Klinikaufenthaltes entbehrte. Damals, so erinnert er sich, war er allein in einem Zimmer. Doch die Therapie versagt, sein Blutdruck bleibt unverändert hoch, und es kommt rasch zu einem psychischen Zusammenbruch und zu Klagen: – Die medizinischen Untersuchungen sind jetzt »langweilige Experimente«. – Man hindert ihn, zu trinken, und er muß auf Bonbons verzichten, um nicht durstig zu werden. – Die Babies weinen nachts und lassen ihn nicht schlafen, was ihn aufregt und seinen Blutdruck erhöht. – Das System der gläsernen Trennwände zwischen den einzelnen Boxen, das ihm anfänglich imponierte, macht ihn jetzt traurig, »schließlich sieht man nur Kreuze«. Der Tod ist da.

Jede Nacht träumt er die gleichen Träume, »es ist wie ein Zwang. Ich bin zu Hause, Mama sitzt neben mir, sie weckt mich auf, und ich erlebe die unangenehme Überraschung, mich hier wiederzufinden«.

Von seiner Krankheit selbst bemerkt er nur die Erschöpfung, die Atemnot, den hohen Blutdruck, den er seiner Aufregung zuschreibt. Er erinnert sich nicht mehr, warum man ihn mit vier Jahren in die Klinik gebracht hatte. Er verschweigt sein Harnproblem, als ob dieser Teil seiner Pathologie in den Händen seiner Mutter bleiben und durch sie ausgesprochen werden sollte.

Im projektiven Test TAT wird die Pathologie der Körperöffnungen auf den Mund verschoben, die Öffnung des Diskurses, dessen Schwierigkeiten des Zurückhaltens – Ausscheidens ihn beim Auswendig-Aufsagen versagen ließen.

Tafel zwei: »Das Mädchen hat einen großen Kopf und verachtet diejenigen, die arm bleiben, sie betrachtet sie mit verkniffenem Mund.«

Tafel vier: »Eine Frau bittet ihren Mann zu erzählen, was er tagsüber getan hat, er will nicht, sie besteht darauf, jetzt ist er bereit nachzugeben, sein Mund ist schon offen, es wird ihr gelingen« (als ob es vor der Frau keine Sphinktere geben könne).

Tafel fünf: »Eine alte Frau überrascht eine Liebesszene, sie öffnet die Tür und ihren Mund« (in seinen Assoziationen erwähnt er seine Großmutter, deren Hand er küssen mußte).

Tafel sechs: »Ein junger Mann bittet um die Hand eines Mädchens.« Ihm fallen zwei Träume ein. Im ersten reitet er: »Entweder hatte er ein Pferd oder er ist selbst das Pferd.« Der zweite Traum: »Er fällt, und das bringt seinen Bauch durcheinander.« Rufen wir uns in Erinnerung, daß seine Mutter ihm einen Finger in den After steckte, um ihn die Bauchmuskeln spüren zu lassen, so daß er in eine Flasche urinieren konnte.

Tafel sechzehn, der wir den Titel geben könnten »Der unverstandene Künstler« oder »Der verbotene Zugang zu körperlicher Lust«: »Es ist ein Künstler am Klavier, er betrachtet aus den Augenwinkeln die Zuhörer. Auf der anderen Seite ist ein Buffet. Die Zuhörer hören nicht zu, sie trinken und essen. Er ist nicht zufrieden. Seine Hände verkrampfen sich auf dem Klavier. Diese runden und fetten Leute, die flott leben! So war es auch bei Beethoven, und eines Tages hat er schließlich seine Notenblätter zerrissen.«

So stellen sich seinen Sublimationsbemühungen, wo – muß man das betonen? – die Hände eingreifen, orale Bedürfnisse (oder Wünsche?) entgegen, die er verdammt und die ihn verdammen. Tatsächlich findet der eingebildete Konflikt seine Lösung einzig in der Zerstörung des Werkes, die der realen Entwicklung vorausgeht; denn seine Therapie verlangt eine strikte Einschränkung des Trinkens, und seinen zweiten Krankenhausaufenthalt beendet er vor Durst brüllend »wie ein Tier, das in der Wüste vor Durst umkommt«, wie einer der Ärzte es beschrieben hat. Nach Herzenslust trinken darf er erst, wenn alle Hoffnung aufgegeben ist.

Ruft dieses Bild nicht den Satz des Augustinus in Erinnerung: »Ich habe ein kleines Kind gekannt und habe mit meinen Augen gesehen, wie es Opfer der Eifersucht wurde. Es sprach noch nicht und betrachtete ganz blaß und mit gehässigem Blick seinen Milchbruder.« Ein einfaches Bild, in dem Lacan[7] die »psychischen und somatischen Koordinaten« der Uraggressivität wiedererkennt, das heißt:

– die Situation optischer Absorption: er betrachtete;
– die emotionale Reaktion: ganz blaß (hier die verkrampften Finger) und
– Reaktivierung der Bilder der primären Frustration: gehässigen Blickes (hier blickt er aus den Augenwinkeln, nicht zufrieden).

In seinem *Essay über die psychischen Reaktionen des Hypertonikers*[8] argumentiert Lacan genauer: »Diese Aggressivität muß entsprechend der Theorie von neuem in jeder Phase der narzißtischen Identifikation eingeführt werden. Diese narzißtische Identifikation scheint eine Mittelstellung zwischen einer Frustrationskrise und einer sublimierenden Identifikation einzunehmen und bildet so den Einschnitt zwischen jeder triebbedingten Metamorphose der Entwicklung.« Eine dieser Metamorphosen, die Pubertät, wird von den Eltern als möglicher Faktor für Roberts Dekompensation bezeichnet.

Eine Woche später kommen Frau P. und Robert in die Ambulanz. Frau P. beklagt sich über ihren Sohn: »Ich muß ihn schütteln, ich erkenne ihn nicht wieder.« Sind es die Medikamente? Als der Arzt sich erkundigt, ob sie beispielsweise nicht einen Zusammenhang mit einem Diuretikum festgestellt habe, antwortet sie: »Das hätte ich bemerkt«, und schlägt eine andere Erklärung vor: »Er schläft, weil er sich langweilt.«

Dann fragt sie: »Kann er Sport treiben? Kann er zur Schule

gehen?« – Fragen, die wenig Beziehung zu Roberts körperlichem Zustand haben. So werden zwei widersprüchliche Gedankengänge aufrechterhalten: Einerseits ist Robert zum Tode verurteilt, andererseits kann er ein normales Leben führen.

Robert seinerseits scheint sich zu wehren und versucht, sich in den Dialog Mutter-Arzt einzuschalten. Die Mutter spricht für ihn, und der Arzt verurteilt ihn, indem er ihm empfiehlt: »Entspanne dich, damit ich deinen Blutdruck messen kann.« Er scheint dennoch eine ganze Menge über seine Krankheit zu wissen, denn er sagt exakt den Wert seines abermals stark erhöhten Blutdrucks voraus. Seine Eltern hatten versucht, ihn ein normales Leben führen zu lassen, doch sie nahmen nur seinen Widerstand wahr. Trotz der Verschlimmerung seines Zustandes wird keine stationäre Aufnahme vorgeschlagen. Frau P. fragt, ob nicht sie den Blutdruck messen, Blut abnehmen könne, kurz, ob nicht sie der Arzt ihres Sohnes sein könne.

Acht Tage später ersuchen die Eltern um Hilfe. Roberts Zustand ist stark verändert und läßt sie befürchten, sein Tod stehe unmittelbar bevor. Robert wird stationär aufgenommen. Frau P. greift mit uns zusammen detaillierter wieder auf, was sie schon in der Ambulanz berichtet hatte: »Schon als er aus dem Krankenhaus kam, fand ich ihn verändert, ich dachte, er sei durch das Krankenhaus erschöpft, ich fand ihn abgestumpft, nicht mehr derselbe. Er guckt nicht mehr fern, zehrt sich auf, ist auf sich selbst zurückgezogen, obwohl er sich früher um andere Dinge gekümmert hat. Ich hab so meine Ideen. Stieg da schon wieder der Harnstoff an? Oder war er enttäuscht, aus dem Krankenhaus entlassen und doch nicht gesund zu sein? Wir konnten ihn nicht dazu bewegen, auszugehen. Ich wollte ihn ins Kino mitnehmen, er weigerte sich und sagte: ›Ich will da nicht hingehen, ich werde dort noch etwas anderes auflesen.‹ Für ein Kind ist das nicht normal. Früher machte er gern irgendwelche Sachen. Jetzt sitzt er in seinem Rollstuhl, die Arme verschränkt, zurückgezogen, das ist nicht normal für ein Kind. Heute nacht konnte er nicht atmen. Sobald ich wegging, hatte er Atemnot. Wenn ich bei ihm war, ging es ihm besser. Was wird mit ihm ohne mich passieren? Wir hätten gern alles zu Hause gemacht, aber die Untersuchungsergebnisse kann man zu Hause nicht bekommen, um die Therapie zu orientieren.« Und dann, verzweifelt: »Ist es denn wirklich so schwierig? Das ist kein Leben.« Sie gesteht die Niederlage ein.

Im Krankenhaus klagt Robert über Schwindelanfälle. Es ist ihm zu warm, er fühlt sich immer schlechter, vor allen Dingen träumt er. Er träumt die ganze Zeit denselben Traum: Von zu Hause.

»Man hat mir versprochen«, sagt er, »an meinem Geburtstag sei ich daheim. Das ist wie ein Zwang. Das kommt jede Nacht wieder. Jede Nacht habe ich die unangenehme Überraschung, hier aufzuwachen. Je länger das dauert, um so mehr träume ich unwahrscheinliche, närrische Dinge, aber selbst im Traum kritisiere ich mich. Zum Beispiel rede ich von Medikamenten, die es nicht gibt, oder zu Hause ist mein Zimmer wie im Krankenhaus eingerichtet.«

Und dann kommentiert er die Einrichtung des Krankenhauses: »Anfangs fand ich es gut, daß man die Kinderbetten sehen konnte, aber man sollte doch, zum Beispiel, eine Verkleidung in dieser Höhe anbringen (er zeigt auf die erste Fensterscheibe in Höhe seines Kopfes), um ein bißchen in Ruhe bleiben zu können. Aber dann sieht man schließlich nur Kreuze.« Es ist dasselbe Bild, das er schon bei seinem ersten Krankenhausaufenthalt erwähnt hatte.

»Ich hab einen Alptraum«, sagt er, »der immer wiederkommt: Ich bin in einem Aufzug, den ich nicht anhalten kann. Er ist offen auf eine Treppe hin, die sich dreht. Jemand läuft mir nach, ich kann davonfliegen. Doch wenn es mir nicht gelingt, schreie ich und wache auf. Ich habe immer Angst gehabt, eingeklemmt zu bleiben.«

Eingeklemmt war er bei seiner Geburt, und seine Mutter vergißt es nie, wenn sie an ihn denkt. In der Klemme ist er jetzt, ohne Geschlecht und ohne Zukunft. Während seiner letzten Lebenstage nimmt Robert verschiedene Haltungen ein, je nachdem, wer mit ihm spricht. Mit den einen sucht er Streit, den anderen gegenüber spielt er »Mir-ist-alles-wurscht-«, bei wieder anderen beklagt er sich, kurz, »man könnte sagen«, meint die Krankenschwester, die am häufigsten mit ihm zusammen ist, »daß er ständig jemanden um sich herum braucht«. Obwohl er mit den einen über seinen Durst, mit den anderen über die Schule oder die Ärzte, die lügen, spricht, langweilt er sich und erklärt schließlich: »Es ist aus. Ich kann nicht mehr. Ich will weg. Hier bin ich eingeschlossen, ich ersticke. Mir ist zu heiß. Ich will nach Hause.« Dieselben Worte, die er an zwei verschiedene Personen richtet, ergänzt er für die eine mit folgender Rationalisierung: »Wenn ich zu Hause eine Harnwegentzündung habe, dauert es fünf Minuten, hier dauert es fünf, sechs Tage, das war schon immer so.« Und für die andere: »Wenn ich nach Hause will«, sagt er, »so nur, um zu sterben.« Er leidet unter seinem Durst und versucht, alles mögliche zu trinken und die Aufmerksamkeit des Personals zu hintergehen. Ein Arzt hat eine Art Vertrag mit ihm geschlossen, um ihm die Kontrolle zu ersparen, einen Vertrag, den er übrigens zu halten gewillt scheint. Sein Vater jedoch greift ein und erklärt uns: »Robert kann sein Versprechen nicht halten. Die Zukunft spielt keine Rolle für ihn, die Gegenwart interessiert ihn, er war schon immer so. Wenn man ihm sagt: ›Du wirst sterben, wenn du dieses Glas Wasser trinkst‹, wird er es trinken, wenn er Lust dazu hat. (Die Frage ist freilich: Lust wozu?) Dr. X. hat mit mir über die Zukunft gesprochen, wir sollten ihn nicht ein zu aktives Leben führen lassen . . . Also wirklich, um seine Zukunft kümmere ich mich. Seit einem Jahr übrigens bemerkt er, daß ich sein Kumpel bin. Früher war er vollständig in den Händen seiner Mutter. Wenn in der Folge eine Verschiebung notwendig wird, werde ich mich darum kümmern, er wird ein intellektuelleres Leben akzeptieren.« Als er den möglichen Tod Roberts ins Auge faßt: »Für meine Frau wird es schrecklich sein, ich werde mich um ihn kümmern, ich werde ihn mit mir nehmen.«

Herr P. scheint nun die Diagnose und den medizinischen Rat zu akzeptieren. Wie soll man den Terminus »Verschiebung« verstehen? Er scheint uns einer Verschiebung der Interessengebiete des Kindes (Besetzung der oberen Anatomie) und zugleich einer Verschiebung der Personen zu entsprechen: Der Vater fühlt sich stark genug, ihn den Händen seiner Frau zu entziehen und die Verantwortung für seine Frau und Robert, wie für seine beiden anderen Kinder, zu übernehmen.

Robert verläßt das Krankenhaus. Als seine Mutter beim Warten auf den Krankenwagen ungeduldig wird, sagt er plötzlich ganz ruhig: »Sei unbesorgt, Mama, ich werde es aushalten, bis er ankommt . . . Ich werde bei dir sterben, Mama.«

## 5. *Renata*[9]

Der Familienname der achtjährigen Renata bedeutet »langsame Niere«. Seit ihrem zweiten Lebensjahr ist sie dem Pflegepersonal der Station bekannt. Damals wurde ihre Erkrankung, eine Zystinose[10], entdeckt. Ihre Mutter, Frau. D., beschreibt uns die Umstände anläßlich einer stationären Aufnahme Renatas: »Anna, die Kleinste (die jüngere Schwester von Renata), hatte eine beginnende Meningitis und eine Harnstoffkrise, sie lag acht Tage lang im Koma, Dr. X. fand, es sei nicht normal, daß sie nicht mehr zu sich komme. Deshalb wurden weitere Untersuchungen gemacht, und nach drei Monaten fand er heraus, daß sie eine Zystinose hat. Zu diesem Zeitpunkt bemerkten wir, daß Renata klein war. Da haben wir bei ihr Untersuchungen machen lassen, und man fand dieselbe Sache. So haben wir es festgestellt. Sie erbrach schon lange vorher. Sie trank viel, sie ging sogar in den Schnee und lutschte Schnee. Wenn wir am Meer waren, trank sie Salzwasser, einmal hat sie sogar Öl getrunken. Sie war dauernd durstig, doch es ist uns nicht klar geworden. Ich sah sehr wohl, daß sie durstig war, aber da Kinder oft Durst haben, ist es mir nicht richtig klar geworden. Sie trank alles mögliche . . . Ich dachte, man könnte es heilen, sie würde wieder gesund werden. Der Arzt hat mir keine Hoffnung gemacht . . . In B. sagte man mir, ich hätte Renatas Magen verbrannt, weil ich ihr zu heiß zu essen gegeben habe. Sie wollte nicht schlucken, da hab ich sie gezwungen, und sie erbrach. Alle Augenblicke verlangte sie etwas, und wenn ich ihr dann etwas anbot, wollte sie nicht. Meine Milch? Die hatte auch meinem Buben Octave nicht gut getan. Er war klein, aß nie, wollte nie essen, er trank nur Milch, nur Milch, und spuckte viel. Da hab ich ihn ins Krankenhaus gebracht, um ihm den Magen spülen zu lassen, nach acht Tagen ist er gestorben. Sie sagten, sie hätten nicht gewußt woran. Man hat es mir nie gesagt, ich nehme jedoch an, daß es dieselbe Krankheit war, weil er viel trank und erbrach. Er hat fünfzehn Monate gelebt und immer Milch erbrochen . . . Wenn ich allein zu Hause bin, mache ich mir viele Gedanken. Ich glaube, daß sie verloren sind. Mein Mann ist nicht oft da, achtzehn Tage ist er weg, drei Tage da (Seemann). Ich hab Alpträume. Ich seh sie sterben. Der Gedanke läßt mich nie los, seit ich weiß, daß sie niemals gesund werden. Können sie lange leben? Eines Tages laufen? Und die Schule? Können wir Renata nächstes Jahr in die Schule schicken? Einerseits bin ich beruhigt, sie leiden nicht. Als ich hierher kam, hatte ich große Hoffnungen.«

Frau D. ist mit einem fünften Kind schwanger: »Ich habe noch einen anderen Jungen, Raymond. Er ist nicht krank. Er ist vier Jahre alt. Aber jetzt soll man mit mir etwas machen, damit ich keine Kinder mehr bekommen kann. Wenn den anderen ein Unglück zustößt, werde ich trotzdem zwei haben ... Wenn er gesund ist ... Weiter als bis hierher kann ich nicht mehr gehen. Ich hab alles getan.«

Vier Monate später kommt das fünfte Kind zur Welt. Es ist ein Junge, Denis. Der Geburtshelfer führt auf Wunsch von Frau D. eine Tubenligatur durch. Die Pädiater machen Screening-Untersuchungen auf Zystinose. Denis ist daran erkrankt.

Vier Jahre lang lebt Renata entweder bei ihrer Familie in der Bretagne oder in einem Seekurzentrum nicht weit von ihrer Heimat entfernt. Wie bei anderen an Zystinose erkrankten Kindern besteht die Behandlung im wesentlichen in einer Spezialdiät, die nur wenig Einfluß auf die Entwicklung der Krankheit hat. Das Pflegepersonal in Paris und der Bretagne kümmert sich um die Familie. Um Frau D. zu helfen, die selbst »klein und zerbrechlich« ist, schlägt es vor, das eine oder das andere kranke Kind in das Kurzentrum oder ins Krankenhaus aufzunehmen, was auch geschieht. Doch die Krankheit schreitet fort, Renata zeigt eine Niereninsuffizienz, und die Dialysebehandlung wird begonnen, die zweimal wöchentlich stattfinden muß. Renata wird von ihrer Familie getrennt – im Alter von sieben Jahren – und lebt in einem medizinischen Internat in einem Pariser Vorort, bis ihre Familie ebenfalls umsiedeln kann. Dies wirft allerdings schwere berufliche und familiäre Probleme auf.

Wir lernen Renata während der ersten Dialyse kennen. Sie stellt sich mit folgenden Worten vor: »Ich bin immer krank gewesen, immer, immer. Zuerst hab ich mit Salz angefangen, ich hab ein Stück Salz gegessen, meine Mutter war gerade mit dem Saubermachen beschäftigt, sie hat nur gehört: ›Mir ist schlecht, mir ist schlecht‹, und sie hat telefoniert. Ich war in einem anderen Krankenhaus, da sagten sie, es sei überhaupt nichts, es sei nicht schlimm. Hier sagen sie, es sei schlimm. Jetzt denke ich an nichts, doch, manchmal denke ich an etwas, zum Beispiel, daß meine Mutter nie kommt, traurige Dinge, und daß es lange dauern wird ... Wird es nicht lange dauern?«

Erste Konsequenz der Behandlung, also der Krankheit: Trennung von der Mutter, Aufenthalt in einem Seekurzentrum, kurze, aber häufige Krankenhausaufenthalte und jetzt Unterbringung in einem medizinischen Internat. In ihren Zeichnungen stellt Renata verschiedene Orte isoliert dar: ihr Elternhaus in der Bretagne und das Haus ihrer Großmutter, das Krankenhaus in der Bretagne und das Seekurzentrum, das Krankenhaus in Paris und das medizinische Internat, später dann die Wohnung der Familie in Paris und das Haus in der Bretagne. Jeweils zwei Orte gehören zusammen und zeigen die gleiche Struktur: Von einem Haus führt ein Weg weg, der ein anderes Haus erreicht oder zu erreichen scheint. In den meisten Fällen führt der Weg ins Nichts: Er ist so lang, daß für das andere Haus kein Platz mehr bleibt.

Das Haus, das sie zu erreichen sucht, ist das Haus ihrer Großmutter, Ursprungsort der Familie, Ursprungsort ihrer Krankheit (Frau D. sagt: »Es ist eine Krankheit unseres Landstrichs«), der Ort, an dem man sich wiederfindet, wo die Toten sind. (Renata: »Octave ist dort auf dem Friedhof.«) Ein beruhigender Ort, denn er ist vertraut – und doch zugleich bedrohlich wie die künstliche Niere. Die Isolierung der Orte macht zunehmend Renatas Isolierung Platz. Als sie ein Kind, »das an die künstliche Niere angeschlossen ist«, zeichnet, braucht sie das ganze Blatt, um den Apparat unterzubringen, so daß die Schläuche auch hier nicht ihr Ziel finden: das Kind, das sie folglich auf ein Extrablatt zeichnen muß. Sie bemerkt dazu: »Es war ein Herr, Maurice Chevalier, der auch an die künstliche Niere angeschlossen wurde. Deswegen sage ich: das bedeutet, man stirbt.«

Renata leidet, wenn sie an die Maschine angeschlossen wird, aber klagt nicht. Der Schmerz, der durch äußere Aggressionen hervorgerufen wird, wird in jedem Körperteil erlebt, der als Ort der inneren Aggressionen benannt wird, Quelle oder Aufenthaltsort des Übels. Übrigens lagern sich die Zystinkristalle in allen Geweben ab. Auf die Frage »Wo tut es dir weh?« antwortet Renata: »Im Bauch«, und zeigt auf ihre Zähne, ihre Augen, ihren Rachen.

»Ich hab einen gesunden Bruder, der bleibt zu Hause, der geht zur Schule. Die anderen sind alle krank, sie haben dieselbe Krankheit wie ich. Man weiß nicht, was diese Krankheit ist. Meine Mama ist traurig. Nur einer ist gesund, doch er ist schon groß. Wenn man klein ist, ist man krank. Ich hab eine Niere, die krank ist? Nein, meine Krankheit kommt nicht von der Niere, sie kommt von den Augen ... Was ich gern wissen möchte: wie können Kinder gesund werden?«

Die Trennung dauert an. Zwei Monate später beklagt sich Renata: »Mama kommt nie. Sie hat viel Arbeit. Nein, ich bin nicht traurig, es ist vor allem, weil ich mich langweile. Ich spiele, aber ich langweile mich. Ich langweile mich, weil man mich anbindet (an die künstliche Niere) . . . Ich schreibe meiner Mama, sie schreibt mir nie. Ob ein Unfall passiert ist oder sonst was? Ich mach mir Sorgen. Vielleicht ist meine kleine Schwester verunglückt? Oder meine Mama? Meine kleine Schwester ist vielleicht krank geworden? Man hat sie ins Krankenhaus gebracht?«

Sie zeichnet ein Haus, eine grimassenschneidende Person, einen Hund, einen Baum ohne Blätter: »Das ist meine Mama, sie lebt ganz allein. Sie mag keine Kinder, keine Männer sehen. Sie will ganz allein sein. Sie mag nicht, weil es zuviel Arbeit gibt. Sie machen Pipi ins Bett, wenn sie klein sind. Sie mag's nicht, wenn sie Pipi ins Bett machen. Sie mag die Männer nicht, weil sie sich zuviel bewegen. Wenn sie zur Arbeit gehen, ist sie mit ihren Kindern ganz allein, also ist es besser, daß sie nicht heiratet . . .

Die Frau hatte zwei Kinder, sie wollte sie nicht bei sich behalten, sie hat sie zu einer anderen Person gebracht, weil es mit ihnen zuviel Arbeit gab. Sie machten Pipi ins Bett. Sie hat sie einer Frau, die weit weg wohnt, gegeben. Sie wohnt in . . ., sie wohnt in X. (das Internat, in dem Renata untergebracht ist).«

Wenn die Mutter fern von ihrem Mann, wenn sie fern von ihren Kindern ist, dann will sie es so haben. Wegen einer Bettnässergeschichte wird das Kind von seiner Mutter zurückgewiesen, einer grimassierenden Person, einem Baum ohne Blätter – das angemessene Bild der Sterilität: künstliche Sterilität durch Tubenligatur, physiologische Sterilität durch Übertragung einer tödlichen Krankheit.

Die isolierte Wahrnehmung der verschiedenen Körperteile aufgrund des Schmerzes, die brutale Trennung von der Mutter führen für das Kind zu einem Verlust der Orientierungspunkte. Es kann sich nicht mehr in einem integrierenden Bild wiederfinden, das die Worte der Mutter hätten garantieren können. Dieser Zerfall der Struktur drückt sich in der Inkohärenz der Rede aus, weil alle Tatsachen und Handlungen der einen oder der anderen für Renata und für die anderen gefährlich zu werden drohen. Drohung und Verleugnung der Drohung laufen nebeneinander her und geben keinen Sinn mehr. Dieselbe Geschichte wird im Laufe der folgenden Wochen in verschiedenen Formen wiederaufgenommen: »Das ist die Mutter von dem Kind, die Mutter, weißt du, die ihr Kind nicht mehr wollte und es dieser Frau gegeben hat. Diese Mama hat es angenommen. Seine Mama ist gestorben, weil ihr der Papa Gift gegeben hat, das ist der andere aus der anderen Geschichte. Dann hat man eine Kirche gebaut, weil seine Mama gestorben ist, er ist auch gestorben. Sie haben das Haus der Frau von der Zeichnung gegeben. Das da ist der Junge von der Mama, die bei ihnen wohnt, da ist die Frau. Sie glaubten nicht, daß es Gift ist, sie glaubten, es sind Erdbeeren, deswegen haben sie davon gegessen, aber es war Gift. Vielleicht sagte der kleine Junge: Das ist Gift, aber er hat trotzdem davon gegessen und er ist tot. Manchmal denke ich, daß meine Mama im Sterben liegt und daß mein Papa zu meiner Großmutter gefahren ist.«

Dann versucht sie sich zu beruhigen und fügt hinzu: »Nachts träume ich, daß ich meine Mutter anrufen will, daß sie umgezogen ist, und daß sie dann das Licht anmacht.«

Renata schlägt einen verständlichen Grund für den Tod vor: das Gift, das der Vater der Mutter gegeben hat. Dieses Gift wurde für einen Leckerbissen gehalten. Erinnern wir uns, daß die Therapie ihrer Krankheit vor der Dialysebehandlung hauptsächlich in einer einschränkenden und starren Diät bestand. Die Therapie wird hier zum Grund der Krankheit.

»Vielleicht sagte der kleine Junge: Das ist Gift, aber er hat trotzdem davon gegessen.« Der Wunsch des kleinen Jungen zu sterben, ist es Renatas Wunsch?

»Manchmal denke ich, daß meine Mama im Sterben liegt.« Wenn Frau D. stirbt, wird dann Renata dem Tod entgehen? Oder: Wenn ihre Mutter stirbt, muß dann auch sie sterben? Oder: Wenn sie sich ihre Mutter im Sterben liegend vorstellt oder umgezogen, wird das zu ihrem eigenen Tod führen?

Drei Monate nach dem Beginn der Dialysebehandlung wird ein Rorschach-Test durchgeführt. Renata bezeugt hierbei ihr Interesse, alles zu vereinigen, alles zu einem Ganzen zusammenzufügen, sich gegen die Drohung des Auseinanderfallens zu schützen. Ihre Assoziationen sind spärlich, zögernd. Sie hat Angst, ihre Phantasien auszuarbeiten. Die Schlußfolgerungen der Psychologin stimmen mit Renatas eigenen Erläuterungen zu ihren Zeichnungen überein, in denen ihre Angst ohne Verkleidung zutage tritt. Die Furcht, von der Mutter zurückgewiesen zu werden, wird durch die Furcht vor dem Tod der Mutter ersetzt.

Renatas Vater findet nach fünf Monaten Arbeit in der Nähe von

Paris. Der Umzug steht bevor. Zum ersten Mal besucht Frau D. ihre Tochter »an der Niere«. Zum ersten Mal bricht Renata in Tränen aus, während sie angeschlossen ist. Während der ganzen Zeit hatte Renata niemals über die künstliche Niere, über den Apparat gesprochen. Sie spricht von ihrem Körper nur, um ihr Leiden anzuprangern. Alles spielt sich so ab, als habe die Trennung von der Mutter bei ihr einen regelrechten Starrheitseffekt hervorgerufen. Bevor sie wieder ins Internat zurückkommt, zeichnet sie in Anwesenheit ihrer Mutter zwei nebeneinander liegende Wolken (eine große und eine kleine): »Das sieht ein bißchen aus wie eine Mutterwolke. Das ist die Mama und ihre kleine Tochter.«

Nach diesem Wiedersehen wird das Thema des Todes von neuem aufgegriffen, doch die Mutter und ihre Tochter werden verschont: »Ich werde etwas Trauriges, etwas sehr Trauriges zeichnen. Es war ein kleiner Junge, der hieß François, er ist tot. Er hat seinen Vater gesucht, unterwegs ist er eingeschlafen, und dann ist er gestorben. Ein Auto hat ihn überfahren. Da ist seine weinende Mama. Da sind die Tränen, der Papa weint auch ... Der Papa wird vielleicht sterben, aber nicht die Töchter und die Mama.«

Renata bietet hier eine andere Todesursache an: Das Kind ist eingeschlafen, es hat nicht aufgepaßt, es war nicht mehr auf der Hut. Dies kann als eine Darstellung des Todes aufgefaßt werden, zahlreiche Kinder – und Erwachsene – können nicht einschlafen, aus Furcht, nicht mehr aufzuwachen. Renata stellt sich die Trauer der Eltern vor, sie kennt ihre Traurigkeit und ihre Tränen bei Octaves Tod.

Dieses Mal stirbt der andere, der Junge, der Vater, derjenige, der nicht wie sie, nicht wie ihre Mutter ist. Sechs Monate nach Beginn der Dialysebehandlung zieht die Familie in die Nähe von Paris. Renata wohnt bei ihren Eltern und kommt, selbstverständlich, zweimal wöchentlich zur Blutwäsche ins Krankenhaus. Nun erscheint eine neue Art von Zeichnung: Sie zeichnet eine Kirche mit Gittern, die zum »Kirche-Gefängnis« wird. Dieses Thema wird in Varianten wiederholt, aber es ist immer ein Ort, von dem man nicht entfliehen kann: »Man kann nicht raus, na, es gibt schon eine Tür, aber da sind Polizisten.« Und sie zeichnet einen roten Polizisten, ihre Mutter lacht: »Du kennst die Bullen, was?« Die Mutter erzählt, daß sie eines Tages Renata auf dem Markt verloren hatte.

Eine Frau hatte sie auf die Polizeiwache gebracht, wo Renata erklärte: »Ich kann hier nicht bleiben, ich kann es nicht wegen der Diät.«

Ob es an diesem Ort oder einem anderen ist, sie wird durch die Diät, durch den Apparat festgehalten. Es taucht die Hoffnung auf, nun sei Schluß, doch der Tod erscheint wieder: »Da ist die Kirche, ich werde Blumen zeichnen, vielleicht werden sie mir meinen Paß wegnehmen, ihn rausreißen, was. Und dann werden sie sich um die Fistel kümmern . . . Ich bin immer krank gewesen. Ich glaube, daß sie meine Krankheit aufhalten werden. Sie werden mir eine Spritze geben und alles ist vorbei. Es ist eine Zystinose, weil wir eine Linsendiät hatten, wir mochten das nicht. Bei meiner Schwester ist es gleich. Der Arzt wollte es, und wir spuckten. Bis in die Nacht haben wir die Linsen im Mund behalten. Dann hat man damit aufgehört, weil es nichts nützte. Deswegen haben Sie mich hier kennengelernt, das war alles, als ich klein war . . .

Heute nacht habe ich geträumt, daß Mama im Wasser war und mein Papa eine Krabbe gesucht hat, und die hat ihn gebissen. Die Mama suchte ihren kleinen Jungen, der Papa auch, und eine Minute später war er tot. Sie weinen alle beide, die kleine Schwester kommt weinend dazu. Eine heißt Renata E., eine Renata B., dann Renata D. und noch eine, sie heißt Anna.«

Renata E. und Renata B. sind zwei Gefährtinnen an der »Niere«.

Renata beginnt jetzt, sich selbst zu zeichnen. Sie zeichnet sich mit einem Hut auf dem Kopf, zeichnet dann ein Viereck, das sie mit sich selbst durch einen »Weg« verbindet, und sagt dazu: »Das alles macht einem kleinen Mädchen Angst.« Die Zeichnung erinnert in diesem Stadium unmißverständlich an die Leitungen der künstlichen Niere. Sie erzählt, das Mädchen komme ins Gefängnis, und fügt zu dem Viereck Gitter hinzu, das so zum Gefängnis wird. Dann zeichnet sie sehr sorgfältig ihren Körper. »So, jetzt werde ich mich zeichnen, guck mich an. Wie bin ich? Ein großer oder ein kleiner Kopf? Ich male Chinesenaugen, die Zunge, die Zähne. Dann meinen Körper. Ich muß genau hingucken (sie betrachtet ihre Gliedmaßen). Meine Arme sind lang, guck, wie lang sie sind.« Dann das Innere ihres Körpers: »Zuerst den Harnstoff. Ich male mich oder den Harnstoff. Und das Blut? Gut, warte, das Blut ist nicht so, es ist rot. So, das ist Blut. Und der Harnstoff, wie ist der nochmal? Ach ja, der ist gelb. So, jetzt zeichne ich mich mal, wie ich aus der Nase blute. Ich male nur die Nase von mir. Ich mache kleine Löcher. Das ist Blut. Das ist sehr rot, das gelbe ist der Harnstoff, das vermischt sich in meinem Blut.«

Der Körper wird nicht in seiner Totalität begriffen, sondern Teil für Teil. Blut, Harnstoff, Teilobjekte auf der einen Seite, auf der anderen Seite sie, lediglich durch die Öffnungen dargestellt, aus denen Blut fließt. Löcher: Nasenlöcher? Löcher der Fistel? Die Vermengung stellt die Beziehung zwischen Körper-Apparat, Körper-Renata dar. Die Fistel aber liegt an der Grenze zwischen dem Äußeren und dem Innern des Körpers.

»Sie geht«, sagt sie, indem sie auf das Mädchen zeigt. »Fühl mal, ganz vorsichtig anfassen. Fühlst du es, fühlst du es? Das muß ein Apparat sein, der das macht. Ja, das ist ein Apparat, der das Blut fließen läßt und der diesen Lärm macht.«

Kurz, es ist eine kleine Maschine im Körper, die man indes, im Gegensatz zur transplantierten Niere, sehen und hören, betrachten und anfassen kann. Sie verlagert den Herzschlag nach außen. Künstliche Niere draußen, Apparat im Innern, die Unterscheidung zwischen Innen und Außen verschwimmt. »Was hab ich jetzt gerade gegessen? Ach ja, Brot, Medikamente, Kartoffelbrei, Nudeln, Guajak-Lösung und Wasser. Male ich auch die Niere? Und noch Kartoffelchips. Und da (sie zeigt ihren Hals) hab ich Blutklumpen, die ich jedesmal spucke. In meinen Armen ist Blut und Harnstoff . . . Was sich in meinen Nieren abspielt, davon weiß ich nichts. Die Ärzte wissen es, meine Eltern wissen nichts davon, ich weiß es nicht.« Die funktionsuntüchtige Niere ist auch das böse Objekt, das man gegessen hat; hier wird es mit den Kartoffelchips assoziiert, die Renata wegen des Salzgehaltes verboten sind. Erlaubt nicht der Apparat Renata, zu leben, trotz der Anwesenheit des bösen Objektes, der Niere, das seine Funktion nicht mehr erfüllt?

Das sichtbare Zeichen der guten oder schlechten Funktion der Niere ist der Urin: »Wenn ich nicht Pipi mache, dann bloß, weil man mir nicht genug zu trinken gibt, weil ich viel Harnstoff habe . . . Meine Mama will nicht, daß ich viel trinke, der Arzt hat gesagt, ich muß viel trinken, damit ich viel Pipi machen kann. Mein Papa schlägt meine Mama, weil sie mich nicht viel trinken lassen will. Zum Glück, denn mit ihr ginge es mir schlecht. Aber ich werd trotzdem groß werden, guck da, ich hab schon angefangen zu wachsen.«

Tatsächlich ist Renata nur 1,07 Meter groß. »Pipimachen«,

Grund der Unzufriedenheit, ja sogar der mütterlichen Ablehnung, wird im Gegenteil vom Vater und den Ärzten gewünscht, ja sogar herbeigesehnt. »Pipimachen« heißt auch wachsen, und »wenn man klein ist, ist man krank«. Wie hat Renata die Worte ihrer Mutter interpretiert: »Werden sie über die Kindheit hinauskommen?«, wenn ihre Mutter andererseits die Bettnässer nicht mag? Erscheint ihr diese Befürchtung – eine Art mütterlichen Wissens – nicht als Ausdruck einer Wahrheit: Wunsch-Wahrheit? Auf jeden Fall findet Renata beim Vater, bei den Männern, Unterstützung für ihren Wunsch zu wachsen.

Dieser Gegensatz zwischen Mutter und Vater hat ein Echo in der Frage nach dem Unterschied der Geschlechter. Als sie ihren Körper zeichnet, zeichnet sie ein Geschlecht: »Ach ja, da ist ein Zipfel. Ach, die Hose, da, da.« Und lachend fährt sie fort: »Gut, jetzt sieht man ihn nicht mehr . . . Mein kleiner Bruder hat einen Zipfel, aber das ist nicht gleich. Jungen und Mädchen sind nicht gleich, weil, guck mal.« Renata legt die Hand auf ihr Geschlechtsteil: »Warte, ich muß Pipi machen.« Sie geht hinaus, sucht eine Krankenschwester und sagt zu ihr: »Ich habe Durst.«

Diese Frage nach dem Geschlechtsunterschied tritt deutlich im zweiten Rorschach-Test hervor, dem Renata ein Jahr nach dem ersten unterzogen wird. Den menschlichen Körper kann sie nur von einer weiblichen Urform her denken. Die »weibliche« Tafel wird als »Körper einer Frau« beschrieben, »die keinen Hals, keinen Rachen hat. Sie hat kein Herz«. Sie sieht nur das Loch. Die »männliche« Tafel ruft in ihr die Vorstellung »einer Frau, die einen Hals, einen Rachen, ein Herz und Nieren hat«, wach. Die väterliche Person, die in ihren Zeichnungen ganz klein zwischen den Beinen der Mutter erscheint, manifestiert hier ihre Existenz durch die Kleider, bevor sie Körper plus Kleider wird. Sie macht angst. Bevor die Familie umzog, war der Vater durch seine Kleider anwesend, jedoch auch in den Worten der Mutter, ob sie ihn nun fürchtete oder zurückwies. In Renatas Worten ist er schrecklich. Erst nach und nach wird er zu dem, bei dem sie Unterstützung zum Leben, zum Heranwachsen und um Kinder zu bekommen findet.

»Ich werde ein Boot malen. Da sind Nester für die Vögel. Mein Papa wird die Bäume schneiden, die Nester kaputtmachen, man wird sie ich-weiß-nicht-wohin tun. Ich werde alles bunt anmalen, es sehr schön machen, denn mein Papa mag orange sehr gern. So wird es mir nicht mehr angst machen. Warte, ich hab die Vögel vergessen. Sie werden aus ihren Nestern herauskommen, und dann werden sie Eier legen. Sie werden kleine Vögel haben.«

Die Tiere: Krabbe, Haifisch, sind Träger dieser Aggressionsphantasien, die zeitweilig so gewalttätig werden, daß ihre Worte auseinanderbrechen. »Der Fisch beißt, nicht die Kinder.« Kindern ist Aggressivität verboten.

Im Verlauf einer genetischen Untersuchung, bei der man Frau D. über die Geburten, Krankheiten, über Todesfälle ihrer nahen und ferneren Familienangehörigen befragt, mischt sich die achtjährige Renata in sehr beredter Weise in den Dialog ein.

DOKTOR »Wissen Sie, woran dieser Onkel gestorben ist?«

FRAU D. »Ja, er hatte Epilepsieanfälle und Asthma.«

DOKTOR »An welcher Krankheit ist er gestorben?«

FRAU D. »An einem epileptischen Anfall und an einer asthmatischen Krise gleichzeitig.«

DOKTOR »Hatte er Schwierigkeiten mit den Nieren oder ähnlichen Dingen?«

FRAU D. »Nein.«

RENATA »Doch, hatte er.«

Sie wird unterbrochen, mischt sich später jedoch abermals ein:

DOKTOR »Wie geht es dem Vater Ihres Mannes?«

FRAU D. »Ach, er ist operiert worden . . .« (sie zögert)

RENATA »An den Nieren.«

Während Frau D. vor den Ärzten oder vor ihrer Tochter Tod und Nierenerkrankung nicht miteinander in Verbindung bringen kann, wird dies implizit durch den Arzt und klar durch Renata getan.

Zur gleichen Zeit wird im Verlauf einer monatlichen Beratung, bei der die Ärzte mit der Familie ausführlich über die Behandlung, den physischen Zustand des Kindes und seine Lebensweise sprechen, das Schulproblem erörtert:

DOKTOR »Geht sie zur Schule?«

FRAU D. »Nein.«

DOKTOR »Warum geht sie nicht zur Schule?«

FRAU D. »Weil sie nicht die Stufen steigen kann.«

DOKTOR »Sie kann die Stufen nicht steigen?«

FRAU D. »Nein, nein, nicht einmal eine ganz kleine Stufe kann sie steigen.«

DOKTOR »Aus welchem Grund?«

FRAU D. »Ich weiß nicht.«

Octave ist gestorben, bevor er gehen konnte, und Frau D. fragt sich, ob Anna eines Tages wird gehen können.

DOKTOR »Daß sie keine Stufe steigen kann, ist keine sehr überzeugende Erklärung. Sie wissen selbst, daß sie sehr wohl eine Stufe steigen kann.«

FRAU D. »Sie hat Schwierigkeiten zu gehen, Herr Doktor.«

DOKTOR »Sie hat nicht solche Veränderungen, daß sie nicht eine Stufe hinaufsteigen könnte.«

Der Arzt fordert Röntgenaufnahmen an.

DOKTOR »Ich denke, man muß sich ganz ernsthaft um ihren Schulbesuch im nächsten Jahr kümmern.«

FRAU D. »Auf jeden Fall werde ich, glaub ich, eine Privatlehrerin nehmen.«

DOKTOR »Ach so! Ich hätte es viel lieber gesehen, wenn sie wie alle Kinder zur Schule ginge, anstatt zu Hause zu bleiben wie die Schwerbehinderten.«

Drei Tage später empfängt uns Renata mit folgenden Worten: »Ich geh sogar nicht mehr zur Schule. Es ist schrecklich, immer hierher zu kommen. Ich weiß nicht, warum ich existiere, so was dürfte nicht existieren. Gut, es gab einen Herrn Maurice Chevalier, er ist an die künstliche Niere gekommen, und er ist an der künstlichen Niere gestorben, ich sag das so, das bedeutet, daß man stirbt . . . Die Schwester meiner Mama ist gestorben, nein, nicht die Schwester meiner Mama, nein, mein Bruder, Octave hieß er, man hat ihn ins Krankenhaus gebracht, und man gab ihm nicht genug zu trinken, und er war ganz klein, er ist geboren worden und einen Augenblick später war er tot.«

Im Krankenhaus zu sein, an die »Niere« zu kommen, »das bedeutet, daß man stirbt«. Als sie vom Tod ihres Bruders sprechen will, irrt sich Renata und redet, als wäre sie ihre Mutter.

Von Zeit zu Zeit begleiten Herr und Frau D. Renata ins Krankenhaus. Frau D. berichtet von ihrer siebenjährigen Tochter Anna: »Sie hat eine Meningitis gehabt. Man hat es mir nicht sofort gesagt. Als ich ins Krankenhaus kam, hörte ich die Schwestern tuscheln: ›Wie soll man es der Mutter sagen?‹ Ich hab mich gefragt, worum es sich handeln könne. Ich sah wohl, daß ihr die Krankenschwestern auf eine merkwürdige Weise zu essen gaben, aber ich hab nicht sofort gesehen – sie ließen sie liegen – ich hab nicht gesehen, daß sie nicht sitzen konnte. Erst als ich sie zu Hause hatte . . . Mein Gott, man hätte sie für eine Schwachsinnige halten können. Es hat lange gedauert, bis sie wiederhergestellt war, es ist lange Zeit etwas zurückgeblieben. Sie hat ganz beachtliche Zystinablagerungen in den Augen. Sie wird es normal finden, an die künstliche Niere zu kommen, wenn sie nicht mehr Pipi machen kann. Sie geht noch nicht in die Schule. Sie wird ab Ostern dorthin gehen. Es wird ihr schwerfallen, sie macht keine Fortschritte. Raymond geht in die Vorschule. Er weiß, daß er nicht krank ist. Das ist ein Handicap für ihn. Er sagt: ›Ich hab ein Recht zu rennen.‹ Er hat Angst, sich weh zu tun ... Ich verwöhne die Kinder, damit sie haben, was ich nicht hatte. Ich würde gern wieder zur Schule gehen, alles lernen, was ich nicht weiß ... Und die Transplantation? Ich hätt gern meine Niere gegeben, mein Mann auch, aber da sind noch die anderen ... Ich setze vor allen Dingen auf die künstliche Niere, wenn das Transplantat abgestoßen wird. Wie geht es Renata E. (es handelt sich um ein Kind mit demselben Vornamen wie ihre Tochter, das auf der Station verstarb)?«

Was will Frau D. noch mehr wissen? Was, befürchtet sie, könnten ihre Kinder mehr wissen, wenn sie die Schule besuchen?

Renata geht auf dem Gang der Station spazieren: »Ich muß heute nicht an die Niere.« Ein Jugendlicher kommt hinzu, der ebenfalls durch Hämodialyse behandelt wird.

RENATA »Kommst du heut dran (an die Niere)?«

MARCEL »Ja, weil es vielleicht eine Möglichkeit gibt.«

RENATA »Wird man mich transplantieren?«

MARCEL »Ich werde vielleicht transplantiert werden, deswegen komme ich vorher an die Niere.«

Renata wendet sich an uns: »Was hat er gesagt, man wird ihn transplantieren? Aber mich will man doch transplantieren. Man hat mich deswegen untersucht, Mama ist die ganze Nacht bei mir geblieben, sie hat einen Brief gekriegt, sie wird gleich wiederkommen. Ich bin nicht an die künstliche Niere angeschlossen. Um so besser. Denn ich mag nicht angeschlossen sein, das sticht.«

Warum denkt Renata, sie werde transplantiert? Die Stationsschwester erklärt: »Man hat einen Cortison-Resistenzversuch bei ihr gemacht. Die Kinder wissen, daß er gemacht wird, um die Cortison-Dosis zu ermitteln, die man ihnen nach der Transplantation geben wird.« Die Stationsschwester ist in Verlegenheit, sie weiß nicht, was sie machen soll, was sie Renata sagen soll, die erwartet, in den nächsten Stunden transplantiert zu werden. Wir raten ihr, dem Kind die Wahrheit zu sagen, aber sie antwortet:

»Wir wagen nie, ihnen die Wahrheit zu sagen.« Folglich erklärt sie Renata, es bestehe Inkompatibilität zwischen ihr und der zur Verfügung stehenden Niere, und daß man versuchen werde, Marcel die Niere zu transplantieren. Renata hört ihr mit gesenktem Kopf zu, erwidert kein Wort und wendet sich schließlich an uns: »Komm, wir wollen zeichnen ... Ach, ich wäre gern schon transplantiert, man weiß nicht, wann es ist, es kann lange dauern.« Renata ist seit zwei Jahren in Dialysebehandlung. Herr D. besucht sie während einer Behandlung, als Frau D. einen Gynäkologen konsultiert.

»Meine Frau hat sehr starke Bauchschmerzen, sie kann nicht mehr auf dem Bauch liegen oder sich auf die Seite drehen, so starke Schmerzen hat sie. Anfangs haben wir gedacht, sie sei vielleicht schwanger, weil ihre Regel ausblieb, aber ihr war nur übel, und man hat vor vier Jahren eine Operation gemacht, damit sie nicht mehr schwanger wird.

Vielleicht funktioniert das jetzt nach vier Jahren nicht mehr, trotzdem war ihr übel und es ist keine Schwangerschaft ... Als hätten wir nicht genug Sorgen mit der Kleinen. Sie ist ganz aufgetrieben, ihr Bauch ist ganz aufgetrieben. Wir fürchten, daß es die Nieren sind. Man hat Urinuntersuchungen gemacht.«

Ob sie nun schwanger ist oder eine Nierenerkrankung hat, Frau D. hat einen aufgetriebenen Bauch und Sorgen. Ein aufgetriebener Bauch: So sehen Frau D. und Renata auch die peritoneale Dialyse, ein Entschlackungsverfahren, das angewandt wird, wenn die Hämodialyse nicht möglich ist (zum Beispiel wenn der Shunt verstopft ist), und das Frau D. angst macht. »Wenn das Wasser in den Bauch tritt, tut das weh«, sagt Renata, »meine Mutter ekelt sich, sie kann das nicht sehen.«

Am Vorabend einer Nephrectomie, die durchgeführt wird, um Zwischenfälle aufgrund der Hypertonie zu vermeiden und um den chirurgischen Eingriff der Transplantation zu erleichtern, bricht Renata zusammen: »So ein Blödsinn, daß man mich operiert. Jetzt werde ich für den Weihnachtsbaum nicht da sein. Zu Hause wird er immer an Allerheiligen vorbereitet. Nicht ich, mein Vater will es. Um den anderen Spaß zu machen. Wir machen die Kugeln dran. Das ist meine Arbeit! Wer wird sie jetzt erledigen? Mama ... Die Operation. Ich weiß nicht, ob es gut gehen wird, ob man an Allerheiligen eine Niere für mich haben wird ... Ich weiß es nicht, entweder ist die Niere schlecht oder mir geht es nicht gut ... Man muß mich operieren. Ich hab zu hohen Blutdruck. Ich mag das nicht, die Operation, weil danach Fäden da sind und Pflaster, das ziept. Mir stinken die Operationen ... Ich mag nichts mehr, überhaupt nichts mehr, gar nichts mehr, sag ich dir.«

Sie dreht sich um und birgt ihr Gesicht in ihrem Arm. Kann man noch klarer sagen: »Ich will sterben«? Nach dem Eingriff weigert sich Renata mehr als eine Woche lang, zu sprechen. Sie ist erschöpft und sie leidet.

Frau D. fragt die Ärzte, ob es möglich ist, zu Hause ein Dialysegerät zu installieren. Die Ärzte meinen, dies sei kein Ausweg, weil Frau D. schon jetzt physisch völlig erschöpft ist. Man schlägt ihr eine ständige Familienhilfe vor. Denis wird einige Tage stationär aufgenommen. Sein Elektrolythaushalt kann nur schwer stabilisiert werden. Er kehrt etwa zur gleichen Zeit wie Renata zu seiner Familie zurück.

Einen Monat später erfahren wir von Denis' Tod. Renata berichtet über diesen Tod am folgenden Tag, während sie an die künstliche Niere angeschlossen ist: »Also gut, gestern ist er gestorben, wir waren beim Essen, er ist auf seinen Teller gefallen. Papa hat ihn von Mund zu Mund beatmet. Mehrmals ist er zu sich gekommen, aber nie ganz. Seine Augen bewegten sich überhaupt nicht mehr. Er war tot. Wir waren fünf, jetzt sind wir nur noch drei, es ist traurig. Mama ist ganz traurig, sie weint, will gar nichts mehr essen, da ist nichts zu machen. Sie kann seine Kleider nicht sehen, nichts. Wir wissen nicht, was wir machen sollen ... Seit Denis aus dem Krankenhaus zurückgekommen ist, sagte Mama: ›Es geht ihm nicht gut‹, deswegen ist das jetzt passiert. Denis wollte nicht essen, er lag auf seinem Bett, er war erschöpft. Papa hat gesagt: ›Denis, komm zum Essen.‹ Er hat geantwortet: ›Nein, Papa.‹ Papa hat ihn genommen und an den Tisch gesetzt, er hat ihm einen kleinen Schlag gegeben, damit er ißt, wir haben ihm guten Kartoffelbrei gegeben, wie gewöhnlich. Er hat nicht einmal vier Löffel davon gegessen, seine Augen sind stehengeblieben, er ist ganz weiß geworden, dann rutschte er von seinem Stuhl. Papa hat ihn von Mund zu Mund beatmet. Wir haben alle gezittert. Mama hat gezittert, sie ist geworden wie ... Sie wußte nicht, was sie machen sollte, sie hat sofort gesagt: ›Den Krankenwagen, schnell, den Krankenwagen‹, denn sie denkt sofort an hier, ans Krankenhaus, aber Denis war ganz weiß. Aber Mama war ... Wir hatten noch nicht einmal zu essen begonnen, äh, Papa hatte Denis einen kleinen Klaps auf den Hintern gegeben, fast ein Streicheln, damit er ißt, und dann das! Mama sagt, sie will sterben, aber sie kann nicht, sie hat noch andere Kinder. Was würde aus uns werden? Selbst wenn sie sich ausruhen müßte, wie sollte Papa das machen, was? Eine Familienhilfe wird für ich-weiß-nicht-wie-lange Zeit kommen, damit sie sich erholen kann. Sie hat gesagt: ›Niemals werde ich das zweimal überleben, niemals zweimal‹, weil es ja Octave gegeben hat. Wir waren fünf und jetzt sind wir drei, so ist das. Octave habe ich nicht gekannt, ich war zu klein, er hatte bestimmt eine Krankheit wie Denis, aber bei ihm wußte man es nicht, eines Tages ist er gestorben. Und jetzt Denis. Er war lieb, Denis, immer. Ich erinnere mich an einen Sonntag, er war glücklich, er rannte rum, er sprang auf das Karussell und sang. Es ist merkwürdig, er mochte die gleichen Lieder wie ich. Wir werden ihn in der Bretagne begraben, neben Octave. Anna und ich, wir werden während dieser Zeit ins Krankenhaus kommen. Danach werden wir wieder nach Hause fahren.«

Renata ist acht Jahre alt. Sie hat alles gesehen, alles beobachtet. Sie beschreibt jedes Familienmitglied und die Erschütterung aller angesichts von Denis' Tod. Sie stellt die Verbindung zu Octaves Tod her, den sie nicht gekannt hat, und für sie »war« Denis. Er ist für immer auf Octaves Seite. Sie zieht Bilanz: Wir waren fünf, wir sind drei. Renata tut die Toten auf die eine, die Lebendigen auf die andere Seite, ohne Zweifel um sich selbst nicht halb auf der einen, halb auf der anderen Seite zu fühlen. Ihre Härte und Teilnahmslosigkeit bewahren sie vor der Konfusion im wahrsten Sinne des Wortes. Renata hat den Todeswunsch ihrer Mutter gehört und verstanden, doch sie räumt ihm kein Recht ein: »Was würde aus uns werden?« Von diesem Augenblick an wird sie ihr helfen, am Leben zu bleiben, sie beschützen.

Denis Körper ist im Krankenhaus, und Frau D. bittet, daß ihre Töchter ihren Bruder in der Leichenkammer sehen dürfen, bevor er aufgebahrt wird. Dieser Wunsch ruft beim Pflegepersonal eine Panik hervor; es möchte der Mutter verbieten, ihr Vorhaben auszuführen. »Man darf einem Kind keinen Toten zeigen, das würde es traumatisieren, das darf man nicht.« Einer der Ärzte, der der Familie besonders nahe steht, diskutiert mit der Mutter, und es wird ihm klar, daß dieser Schritt für die Mutter wichtig ist; sie hat schon mit ihren Kindern darüber gesprochen, die jetzt darauf warten, Denis zu sehen, und es ganz natürlich finden.

Renata besucht regelmäßig ihre Schwester Anna. Sie spielen und sprechen über den kleinen Bruder: »Ich hab ihn in der Leichenkammer gesehen«, berichtet Renata, »er war ganz kalt«.

Anna: »Wir haben Denis geküßt, er war ganz kalt.«

Während ihre Eltern in der Bretagne sind, werden sie eine Woche lang stationär aufgenommen, allerdings in verschiedenen Sektoren der Station.

»Er ist tot, der Arme. Er durfte auch nicht viel trinken.«

Anna fragt, wann ihre Mutter zurückkommen wird.

Renata antwortet: »Bald, mach dir keine Sorgen, ich bin da.«

Sich Sorgen zu machen ist Renatas Sache. Sie macht sich Sorgen um ihre Schwester: »Man wird ihr einen Shunt legen müssen. Mama hat es gesagt, sie sah, daß es Anna nicht gut ging. Sie sagt: ›Anna wird Weihnachten nicht überleben.‹ Ich frage mich, wie sie an der künstlichen Niere reagieren wird.«

Sie macht sich auch um ihre Mutter Sorgen: »Wenn Mama von der Beerdigung zurückkommt, wird sie weniger an Denis denken, weil sie, weißt du, ich wills dir sagen, weil sie glauben wird, er ist hier, im Krankenhaus. Hier, ja, das wird sie glauben, weil er, weißt du, oft hierher kam, das wird ihr helfen, weniger an ihn zu denken . . . Denis' Sachen, seine Kleider, alles ist schon weg, Mama hat alles weggegeben, sie konnte sie nicht immer wieder ansehen, da mußte sie immerzu an Denis denken. Aber die Fotos wird man hoffentlich nicht wegtun. Ich frag mich, die Geschenke, wenn er das alles sehen wird, wird der Weihnachtsmann alles wieder mitnehmen, das Motorrad, alles, Mama könnte es nicht ertragen . . .«

Renata schlägt ihrer Mutter zwei Lösungen vor. Die eine besteht darin, sich von allem zu trennen, was Denis gehörte und an ihn erinnert, seine Kleider: »Sie könnte es nicht ertragen.« Die andere ist, Denis im Krankenhaus und auf Fotos gegenwärtig zu halten. Sie macht dem Gespräch rasch ein Ende und fragt uns: »Sag, liest du uns jetzt ein Buch vor?« Sie wählt die Geschichte vom Schneewittchen. Als sie hört, daß die Mama nach der Geburt stirbt, hebt sie den Kopf: »Die Mamas können auch sterben, oh, ja!«

Denken die Mamas weniger an ihre Kinder, wenn sie im Krankenhaus sind? Oder, wenn sie im Krankenhaus sind, brauchen sie dann nicht mehr besorgt an sie zu denken? Zu wissen oder zu glauben, daß ihr Kind im Krankenhaus ist, ermöglicht das den

Mamas, die Realität des Todes zu leugnen? Aber wie erlebt das Kind im Krankenhaus die Trennung von seiner Mutter?

Fraglos lebt es in der Furcht, »vergessen« zu sein. Dies ist eine andere Art des Todes. Jedenfalls erinnert sich Renata sehr gut an ihre Reaktionen an der »Niere« und fürchtet für ihre Schwester, daß sie ihre Integrität nicht bewahren kann, daß sie zusammenbricht ... Sie scheint sich nach und nach »wiederaufzubauen« durch die mütterliche Identifikation und die Identifikation mit den Müttern, die leiden und sterblich sind. Mutter für ihre Schwester, Mutter für ihre Mutter, bewahrt sie ihren Schlaf, ihre Erschöpfung, überwacht sie ihr Essen, ihre Tränen und ihr Lachen.

Obwohl der Beginn von Annas Dialysebehandlung bis zum gegenwärtigen Zeitpunkt problematisch war, sowohl der ihr zugeschriebenen Debilität wegen als auch aufgrund der Haltung der Eltern, die sie als »schwachsinnig« bezeichneten und sie aufgegeben zu haben schienen, wird nun beschlossen, bei ihr ebenfalls mit der Behandlung zu beginnen.

»Jetzt, da Denis gestorben ist, müssen wir sie an die Niere nehmen.«

Frau D. ihrerseits denkt nur an eine Sache: »Noch ein anderes Kind zu haben, um jeden Preis. Sonst werde ich mich nie trösten können. Nachts träume ich von Denis, ich rufe ihn. Manchmal ist es schrecklich, er lebt und die anderen sind tot. Renata streichelt meine Wangen und murmelt: ›Mama, meine kleine Mama.‹ Ich werde zu einem Gynäkologen gehen, damit er die Tubenligatur beseitigt, ich muß ein weiteres Kind haben.«

Was würde dieses andere Kind sein, wenn es zur Welt käme? Welchen Platz nähme es in der Vorstellung dieser Familie ein? Welcher Platz wäre ihm vom Schicksal, durch Frau D. vermittelt, bestimmt? Werden Wissenschaft und Technik das Wunder vollbringen? Im Gegensatz zu zahlreichen Müttern schwerkranker Kinder, die auf verschiedene Weise eine »Ätiologie« und einen Verantwortlichen suchen, um dem Un-Sinn des Todes einen Sinn zu geben, akzeptiert Frau D., was ihr gesagt wird. Die Ärzte sprechen von einer in ihrer Heimat häufigen Krankheit, ihre Mutter denkt, man habe einen Fluch über sie verhängt, aber sie, sie weiß, daß sie nicht schlecht gehandelt hat. Sie hat ihren Kindern nicht den Magen verbrannt. Sie ist Trägerin der Krankheit, Wunder dauern nicht lange an, ihre Kinder werden vielleicht nicht erwachsen, sie braucht ein anderes Kind, um den Verstorbenen zu ersetzen, sie kann nur in dem Zyklus Tod-Geburt-Tod leben. Zwei Monate vor Renatas Geburt hat dieser Zyklus mit dem Tod ihres ersten Kindes begonnen. Er wird sich mit Anna, die drei Monate nach diesem Tod empfangen wurde, fortsetzen. Das Schicksal bekommt einen Namen, »Zystinose«, als Anna im Koma stationär aufgenommen wird. Es verschont das vierte Kind, Raymond, das zwei Wochen nach Annas Entlassung aus dem Krankenhaus geboren wird; gleichzeitig wird offenkundig, daß Renata von ihr befallen ist. Annas Krankheit enthüllte also den Lauf der Dinge. Wird Anna von ihrer Mutter verdammt, weil sie diese Enthüllung ausgelöst hat? »Diese da wird sterben«, sagt Frau D. vor Anna; die Verdammung führt für Anna dazu, sich als »Schwachsinnige« darzustellen. Dieses Bild ist uns von den Kindern vertraut, die einen Toten ersetzen sollen, die sich in einer Pseudo-Debilität abmühen, diese definitionsgemäß unmögliche Aufgabe zu erfüllen. Anna kehrt erst zum Leben zurück, als ein anderer Tod, der von Denis, bei den Ärzten den Wunsch wachruft, diese Tochter wiederherzustellen, alles zu versuchen, die Schicksalsschläge wirkungsvoll zu reparieren. Für ihre Mutter allerdings bleibt Anna diejenige, auf die hin das Wort »Tod« ausgesprochen wurde, und sie braucht ein anderes Kind in sich. Und doch hat Frau D. schon ein anderes unversehrtes, lebendiges Kind. Ihm gegenüber drückt sie ihre Schuldgefühle aus, denn sie kann es trotz ihres guten Willens kein normales Leben führen lassen. »Bei uns ist es ein Handicap, nicht krank zu sein.« Das Normale ist die Krankheit, der Tod. Das ersehnte Kind, wird es als »behindert . . . normal« oder »normal . . . krank« ersehnt? Alles spielt sich ab, als müsse Frau D. die Wiederholung Tod-Geburt noch über ihren ausdrücklichen Wunsch hinaus leben. »Wir waren fünf, und jetzt sind wir nur noch drei.« Der Tod ist hier ein natürliches Ereignis. »Er ist geboren worden, und einen Augenblick später war er tot.« Renata spricht gern von ihrem Bruder Octave, den sie nicht kannte, neben dem Denis in ihrer Heimat beerdigt wurde. Das Ereignis Tod ruft keinerlei Entsetzen hervor. Das Wort kann ausgesprochen werden. Der Körper des Toten ist sichtbar. In dieser Hinsicht gibt es kein Tabu. Renata weiß, daß der Tod die Folge der Nierenerkrankung ist, an der sie leidet. Sie weiß auch, daß jedermann stirbt, zu irgendeinem Zeitpunkt. Die Todeswünsche für einen Elternteil, schuldbesetzte, gewöhnlich unterdrückte Wünsche, können hier offen artikuliert, ja, das gemeinsame Schicksal aller kann angenommen werden: »Die Mamas können auch sterben.« Doch dieses Schicksal unterscheidet sich von ihrem eigenen, denn in ihrer Familie sterben die Kinder vor den Müttern. Es erscheint daher absurd und unannehmbar: »Sie kann nicht (sterben), sie hat noch andere Kinder, was würde aus uns werden?« Auf den Wunsch ihrer Mutter nach Denis' Tod: »Ich will sterben«, antwortet Renata: »Ich möchte nichts, gar nichts mehr, sag ich dir«, und verbirgt sich in ihren Decken. Was ist in diesem Leben für sie vorgesehen? Nichts.

»Als wir Frau D. zum ersten Mal sahen, war sie schwanger. Sie hatte schon ein Kind verloren, fragte, ob sie Chancen habe, ein normales Kind zu bekommen. Sie war eine kleine, schlanke, freundliche Frau. Es schien uns unmenschlich, sie allein zu lassen.« Diese Sätze spiegeln die Grundhaltung des Pflegepersonals Frau D. gegenüber wider. Über das wissenschaftliche Interesse an diesem ersten Fall von Zystinose hinaus, auf den die Hämodialyse angewandt wurde, werden tatsächlich alle Entscheidungen des Pflegepersonals in Beziehung zur Familie und zu den Reaktionen des Pflegepersonals jedem einzelnen Familienmitglied gegenüber ins Auge gefaßt, diskutiert oder getroffen.

Drei Wochen vor Denis' Tod kommt Anna ins Stadium der Niereninsuffizienz. »Sie wird den Monat nicht überleben«, sagt ihre Mutter. Aber Denis stirbt. Zwei Wochen später muß Anna die erste Nierenwäsche über sich ergehen lassen. Dem Zyklus Tod-Geburt-Tod pfropft sich der Zyklus Tod-Wiedergeburt auf, den die Ärzte dank der Fortschritte der medizinischen Technik herstellen können. Bis zu welchem Punkt? Wenn die Dialysebehandlung nicht existierte, wären Renata und Anna jetzt tot, wie schon Octave und Denis. Nach Denis' Tod ist Frau D. tief deprimiert. Sie möchte ein weiteres Kind bekommen, wendet sich an die Ärzte, um die Tubenligatur rückgängig machen zu lassen, und stützt ihre Bitte auf die statistische Wahrscheinlichkeit, ein normales Kind zu gebären. Im übrigen kann die Diagnose der Zystinose gegenwärtig in utero gestellt werden. Wie beim ersten Mal, als sie die Tubenligatur verlangte, geben die Ärzte ihrer Bitte nach und schicken Frau D. zum Gynäkologen. Während Frau D. ihre Bitte vor den Ärzten rational begründet, sich auf Zahlen stützt, spricht sie mit dem Analytiker auf einer anderen Ebene. Sie kann nur weiterleben, wenn sie von neuem ein Kind austragen kann. Sie braucht etwas Lebendiges in sich. »Nachts ist nur Denis lebendig, die anderen sind tot.« Die anderen, die außerhalb von ihr leben, sind ihr keine Hilfe, dieses Bild des Todes zu vertreiben, um zu leben. Werden die Fortschritte der Wissenschaft (Aufhebung der Tubenligatur, pränatale Diagnose der Zystinose) die Realisierung dieser Phantasie erlauben?

Aber um welche Phantasie handelt es sich? Frau D., die nach Denis' Tod eine psychotherapeutische Hilfe erbeten hatte, ist nämlich nicht »in Analyse«, und die Aufarbeitung oder Enthüllung ihrer Phantasien bleibt vorsichtig. In welchem Maße ist es nicht Frau D.s Wunsch – selbst gegen ihren eigenen Willen –, diesen Zyklus zu wiederholen, dem Schicksal Gestalt zu verleihen, das in ihre Chromosomen den Tod eingeschrieben und sie mit dem anderen Träger der gleichen Chromosomen zusammengeführt hat? »Geben Sie mir Medikamente, um diese Ideen aus meinem Kopf zu vertreiben«, bittet sie uns, um diesen verrückten Wunsch zum Schweigen zu bringen. »Helfen Sie mir, von meinem Schicksal Abstand zu gewinnen.«

»Die wird sterben«, sagt Frau D. über Anna, und das Pflegepersonal ist sich klar darüber, daß Frau D. tatsächlich dieses Kind aus ihrer Familie gestrichen zu haben scheint. Warum sie? Weil sie, wie wir gesehen haben, für Frau D. die Repräsentantin dieses Schicksals ist.

Die Rolle des Psychoanalytikers ist gewöhnlich die, verschiedene Phantasien anzuhören und sie gemeinsam mit demjenigen oder derjenigen, der sie ausspricht, zu analysieren. Können wir hier, im Krankenhaus, wo das medizinische Team in diese Phantasien mit einbezogen ist, das Geheimnis desjenigen oder derjenigen, die gesprochen haben, mitteilen?

Es erscheint uns unerläßlich, aus dem Gespräch mit dem Kind oder seinen Eltern etwas mitzuteilen, wenn das Pflegeteam selbst eine Bitte äußert, die seine Beziehungen zu diesen Kindern oder ihrer Familie betrifft. Wenn die Lebenden sich fragen: »Was ist das: Leben? Was ist das: Überleben? Was ist das: Sterben lassen können? Was ist das: Leben lassen können?« kann der Analytiker die Worte des anderen anklingen lassen. Da jede beliebige Bemerkung, die zur Frage wird, aufgegriffen werden kann, erweist es sich als möglich, die Ärzte für eine bestimmte Art des Zuhörens zu sensibilisieren; es ist das Hören auf jede Art von Rede im Krankenhaus, gleichgültig, ob die Gesprächspartner die anderen – die Kranken – oder sie selbst – die Ärzte – sind. Von dem

Wunsch erfüllt, die Familie möge normal leben, weicht der Arzt einigen Themen aus. So scheint die Mutter sich darum zu bemühen, daß sich alles zu Hause im Kreis der Familie abspielt. Sie bittet um eine Privatlehrerin, um die Heimdialyse. Das Pflegeteam schließt diese Möglichkeit aus: »Das wäre ein richtiges Krankenhaus zu Hause.« Das Krankenhaus ist für die Mutter ein Ort, der sie von ihrem Kind trennt. Sie möchte, daß das Pflegepersonal nur auf ihre Bitte hin eingreift. Das Team weigert sich, es will nicht, daß sie vor Erschöpfung zusammenbricht; über diese unterstützende Haltung hinaus müssen die Ärzte zur Kenntnis nehmen, daß sich ihre Antwort in der Tat auf etwas Unausgesprochenes bezieht: Die Trennung ist notwendig, sonst folgt der Tod.

### 6. *Susanne*

Susanne ist zwölf Jahre alt, als sie zum dritten und letzten Mal stationär aufgenommen wird. Zuletzt war sie sieben Monate vorher und zum ersten Mal im Alter von neun Jahren aufgenommen worden. Sie hatte zwei Brüder, ihr um ein Jahr älterer Bruder ist im Alter von zwölf Jahren im urämischen Koma gestorben. Er hieß Didier. Der andere, jüngere Bruder, Jacques, ist gesund. Hier nun folgt, wie Frau L. die Krankheitsgeschichte darstellt, die in Wirklichkeit die Geschichte einer Familienkrankheit ist:

»Vor zwei Jahren war Susanne schon einen Monat zur Beobachtung hier. Unser großes Unglück ist seitdem eingetroffen; wir haben einen kleinen Jungen, einen Bruder verloren; im Juli sind es zwei Jahre, daß er gestorben ist, auch an den Nieren. Nach der Krankheit des kleinen-Bruders-großen-Bruders, da er der ältere . . .« Frau L. unterbricht ihren Bericht, um zu erklären: »Er war der größere, aber da er gestorben ist, ist er klein geblieben . . . Man sagte uns: ›Das ist angeboren.‹ Da haben wir gemeint ›Wenn es angeboren ist, sind da noch die beiden anderen‹, und wir haben daran gedacht, Untersuchungen machen zu lassen. Man hat ein bißchen Harnstoff bei Susanne gefunden. Wir wurden direkt hierher geschickt, wo sie der Professor zur Beobachtung aufgenommen hat und sie jetzt alle vier oder sechs Monate wiedersieht. Der kleine Bruder hat nichts. Warum haben unsere Kinder etwas?

Warum? In der Familie weiß man darüber nichts. Ich hab nie von einer Nierenerkrankung reden hören.«

Frau L. stellt von Anbeginn an ihre Frage, sie gilt der Suche nach einer Ätiologie: »Ich hab nicht ernsthaft nachgeforscht. Meine Mutter ist vor zwei Wochen gestorben, aber sie war siebenundsiebzig Jahre alt. Vor vier Jahren war sie operiert worden. Man kann auch nicht das Unmögliche verlangen. Davon abgesehen, weiß ich nicht, ob unsere Vorfahren irgendeine Nierenkrankheit hatten. Wissen Sie, früher ... Aber alle sind in hohem Alter gestorben. Didier war ein Jahr älter als Susanne, und er war zwölf Jahre alt (so alt ist gegenwärtig Susanne).«

»Es ist angeboren, hat man uns gesagt, er hatte das, ohne daß wir es wußten. Obwohl er nicht die gleiche Statur wie Susanne hatte. Er wuchs nicht normal heran. Er ist klein geblieben, auch ohne krank zu sein. Als er klein war, war er für sein Alter fast groß. Mit zehn Jahren gab es einen Stillstand in seiner Entwicklung. Mein Mann sagte: ›Weißt du, ich war noch bis zu vierzehn Jahren klein und mager, dann hab ich mich auf einen Schlag entwickelt; Didier wird's auch so machen.‹ Dann war er eines Tages krank, und als man eine Untersuchung machte, hatte er drei Gramm Harnstoff. Er klagte über nichts, manchmal über die Leber. Sie sagten, es sei die Leber. Aber vielleicht war es das überhaupt nicht. Er war nie ernsthaft erkrankt. Er lebte sein kleines Leben so dahin.« Das »kleine Leben« ist nicht das Leben, ist nicht der Tod, es ist einfach so.

»Er war vielleicht weniger lebhaft, weniger verwegen als viele andere, in der Schule freilich immer unter den ersten. Susanne ist intelligent, aber das Lernen interessiert sie nicht. Sie wiederholt die fünfte Klasse. Das war uns lieber, wir wollen sie möglichst schonen. Wir wollten nicht, daß sie sich abmüht. Wir haben es geschafft, daß sie es versteht. So kann ich sie zu Hause behalten, wenn sie einmal müde ist. Ich habe Angst. Ich lebe in einer ständigen Angst. Von dem kleinen-Bruder-großen-Bruder sagten die Ärzte: ›Er ist verloren‹. Ich dachte: ›Das ist nicht möglich.‹ Vielleicht wird er immer leiden, aber er wird nicht sterben. Bei Susanne ist es genau das Gegenteil. Wir sehen überall das Übel. Wir leben nicht mehr. Dabei gehen wir mit ihr um, als wenn nichts los wäre, führen ein normales Leben, doch im Grunde meines Herzens bin ich nicht normal. Ich lebe ununterbrochen in Angst. Und beim geringsten Unwohlsein ... Sonntags gehe ich spazieren und sage mir: ›Dieser Sonntag ist gut verlaufen, kommenden Sonntag sind wir vielleicht im Krankenhaus.‹ So lebe ich, in Angst. Wir sehen überall das Übel.

Mein Mann ist weniger ängstlich, aber es hat ihn umgeworfen. Er sagte: ›Das ist nicht möglich, sie ist nicht wie Didier.‹ Das sage ich Ihnen übrigens auch, sie ist ganz und gar nicht das gleiche Kind. Sie entwickelt sich, sie wächst, und immer wenn der Professor sie sieht, sagt er uns: ›Ihr Wachstum schreitet voran, das ist ein großes Plus.‹ Und hinterher sagt mein Mann: ›Wenn der Professor das gesagt hat, ist es wahr, mach dir keine Sorgen.‹ Ich versuche es zu glauben, doch ich habe immer einen Hintergedanken.« Es ist verständlich, daß Frau L. nur schwer den beruhigenden Worten ihres Mannes oder des Professors trauen mag. Über die Krise, die die gegenwärtige Krankenhausaufnahme nötig machte, sagt Frau L.: »Vor einem Monat begann sie zu erbrechen, ich wollte es nicht dramatisieren, und unser Hausarzt meinte, wir sollten abwarten. Wir hatten einen Termin bei dem Professor, und er wollte nichts machen. Meine Mutter war krank. Jetzt stell ich mir Fragen, weil sie gestorben ist und ich nicht mit Susanne zur Beerdigung gegangen bin, um ihr die Erschöpfung und alles andere zu ersparen. Zuerst habe ich ihr den Tod meiner Mutter so dargestellt: ›Oma ist nicht mehr krank.‹ Susanne ist sehr verschlossen. Sie hat nicht geantwortet. Ich weiß nicht, ob sie davon betroffen war. Schließlich mußte ich es ihr sagen: ›Oma ist weg, sie ist gestorben.‹ Susanne blickte starr vor sich hin. Das war alles.

Ich habe sofort mein normales Leben wiederaufgenommen und Oma vergessen. Wir konnten nichts für sie tun. Wir mußten an Susanne denken. Wir haben gar nicht mehr davon gesprochen. Aber ob es ihr nicht doch etwas ausgemacht hat? Ich weiß es nicht.

Meine Nichte versteht, sie aufzuheitern, sie ist bei uns geblieben, damit der Tag vorübergehe, ohne daß Susanne zum Überlegen käme. Sie hat nicht mehr darüber gesprochen. Ich weiß nicht. Etwa von diesem Tag an begann sie, mehr zu kränkeln.«

Ist das wahr? Ist es eine nachträgliche Rekonstruktion? Erlaubt der Tod ihrer Mutter Frau L., ihre ganze ängstliche Aufmerksamkeit auf ihre Tochter zu konzentrieren? Macht sie eine Anstrengung und appelliert an äußere Ursachen, um die innere Fatalität zu verringern oder sie sogar aufzuheben? Oder hat das Schweigen um den Tod ihrer Großmutter Susanne wirklich traurig und krank gemacht?

»Bei dem Tod ihres Bruders war es genauso – sie hat nicht geweint. Aber eines Tages hat sie im Katechismus-Unterricht gelernt, was der Tod ist. Nach ihren Worten sagte der Priester, man sehe noch einmal sein ganzes Leben vor sich, wenn man im Sterben liegt, und sie fügte hinzu: ›Didier hat nicht viel nochmal sehen können, weil sein Leben nicht sehr lang gewesen ist.‹ Sie war zehn Jahre alt. Von seinem Tod war sie weniger betroffen als damals, als er krank war und sie getrennt wurden.«

Susanne verlor ihren Bruder, als sie getrennt wurden: Sein Tod hat diese Trennung nur bestätigt. Da handelt es sich nicht um eine Unkenntnis des Todes, sondern um eine Vorausahnung.

»Danach hat sie resigniert. Als sie erkannte, daß sie krank war, war sie wirklich wie umgewandelt, und dann sagte sie: ›Wir sind nicht mehr für immer zusammen‹ . . . Sie hat eine Grimasse geschnitten, als sie hierher zur stationären Aufnahme kommen sollte, und ich hab ihr erklärt: ›Weißt du, wir sollten zum Professor gehen, da ist es besser, wenn du zu ihm gehst und dort bleibst. So kann er feststellen, welche Medikamente er dir geben muß, und du wirst schneller gesund werden.‹ Sie hat mich angelächelt, das ist alles. Seitdem hat sie wieder mit mir darüber gesprochen: ›Als du mir erzählt hast, daß ich den Professor besuchen würde, hab ich dir nicht geantwortet, weil ich zu starke Bauchschmerzen hatte, ich war krank. Aber ich erinnerte mich auch sehr gut, daß er nicht in Paris war und daß wir keinen Termin bei ihm haben konnten. Da wußte ich, daß du mir Geschichten erzählt hast.«

Man darf ihr keine Geschichten erzählen. Man darf mit ihr nicht von Harnstoff reden. Im Zusammenhang mit Didier hat sie so viel von Harnstoff reden hören.

Unmögliche Aufgabe! Man kann Susanne keine Geschichten erzählen, sie weiß, hört, bemerkt, stellt fest. Aber man darf mit ihr auch nicht über Harnstoff reden, denn das hieße, ihr sagen, »du bist wie dein Bruder«. Diesen Gedanken wünscht Frau L. von Susanne fernzuhalten.

»Ich hab ihr gesagt, ihr fehle Salz. Davon haben wir nicht im Zusammenhang mit ihrem Bruder gesprochen. Bei ihm hatten wir immer nur das Wort Harnstoff im Mund. Aber ich glaube, daß sie guten Mutes ist. Sie erlebt sich nicht wie ihren Bruder . . . Ich glaube, es wird wie bei ihrem Bruder sein. Ich glaube es, ohne es wirklich zu glauben, weil sie nicht den gleichen Charakter und körperlich nichts von ihrem Bruder hat.« Wie Frau G., Helenes

Mutter, sich Sorgen macht und hofft, so glaubt auch Frau L. und glaubt zugleich nicht. Wie Frau G. die Ärzte bittet, sich mit ihr Sorgen zu machen und mit ihr zu hoffen, bittet Frau L. sie, mit ihr zu glauben und nicht zu glauben.

»Die Untersuchungen machen mir angst. Der Professor sagt uns immer: ›Sie wächst, sie entwickelt sich, seien Sie unbesorgt.‹ Ich versuche, wie er zu denken, aber wenn man soviel durchgemacht hat wie wir . . . Für uns sehe ich nur Unheil. Ich neige dazu, alles schwarz zu malen. Obwohl ich versuche, wie jedermann zu erscheinen, bin ich schließlich doch nicht wie jedermann. Vorher sah ich das Leben mit anderen Augen an. Ich sagte: ›Wir sind wie jedermann.‹ Jetzt habe ich den Eindruck, daß wir nicht wie jedermann sind, und frage mich: ›Warum sind sie krank?‹ Sie sind nicht wie jedermann, weil sie krank sind.«

Unmittelbar danach spricht Frau L. über ihre Familie: »Ich hatte einen kleinen Bruder, einen kleinen-Bruder-großen-Bruder, der fünf Jahre älter war als ich. Mit drei Jahren ist er während des Ersten Weltkrieges an Röteln gestorben. Er hat über Schmerzen geklagt, und als meine Mutter den Arzt gerufen hat, war er schon tot. Das war der Krieg. Hat man sich zu spät um ihn gekümmert? Oder mußte das passieren? Ich weiß es nicht. Mein Bruder hatte sich von den Röteln wieder erholt, aber er hatte sich erkältet. Da kam der Arzt nicht sofort, bestimmt fand er, daß Mama eine richtige Glucken-Mutter war, die sich wegen nichts Sorgen machte.

Ich bin zur Welt gekommen, ich habe den Tod meines Bruders nicht erlebt, und ich weiß nicht, wie meine Mutter war. Ich hab meinen Vater verloren, als ich achtzehn Monate alt war. Er sei an den Folgen einer Verwundung gestorben, sagt man. Ich weiß es nicht. Ich bin allein bei meiner Mutter geblieben, die mich sehr streng im alten Stil erzogen hat. Es ist schwierig zu erklären, ich glaube, daß das Schicksal vorgezeichnet ist und alles zusammenpaßt.«

Ein Leben ist nur erträglich, so unerträglich es auch sein mag, wenn es einen Sinn hat, wenn es einen zusammenfassenden Sinn haben kann. Der Un-Sinn, der Un-Fall, ein getrennter Lebensabschnitt müssen immer wieder in ein Gesamtbild des Lebens eingefügt werden – ein Bild unseres Lebens, das vielleicht eine andere Form der Integrität unseres Körperbildes ist. »Susanne ist lebenslustig, sie lebt gern in Gesellschaft. Sie klatscht gern. Aber sie ist verschlossen, und ich kann nicht sagen, was sie denkt. So kann ich nicht wissen, was sie über den Tod ihrer Oma denkt. Ich bin auch nicht so offen. Ich bin wie sie, über allgemeinen Klatsch kann ich reden, aber über die Dinge, die mich berühren, kann ich weniger leicht sprechen. So war es schon mit meiner Mutter. Meine Mutter war, wie es früher eben war: die Eltern auf der einen, die Kinder auf der anderen Seite. Mit meinen Kindern und ihrem Vater ist es jetzt mehr Kameradschaft. Er spielt mit ihnen. Mir wäre es nie in den Sinn gekommen, mit meiner Mutter zu spielen. Vielleicht kann ich mit meinen Kindern nicht spielen. Seit Didiers Tod find ich keine Worte mehr. Ich war ganz in meinen Ideen befangen. Ich suchte nach Ablenkung, um lustig zu erscheinen. Es begann gerade aufwärts zu gehen, und dann, sehen Sie, muß uns das passieren. Ich hab mit ihrer Lehrerin gesprochen, damit sie scheinbar wie jedermann, aber in Wirklichkeit schonender behandelt wird. Wenn Susanne nicht gut mitarbeitet, drücken sie beide Augen zu, die Rektorin sagte mir: ›Sie müssen mich auf dem laufenden halten. Denn sonst sieht man es nicht. Diesem Kind würde man seine Gesundheit abkaufen wollen.‹ Meinem anderen Sohn Jacques ging es gut, aber eines schönen Tages hat er Röteln bekommen. Ich hab mir gesagt: ›Jetzt ist es soweit, er macht es wie mein kleiner Bruder.‹ Ich habe ihn nicht gekannt, aber ich hab davon reden hören. Na ja, er wächst heran, und jetzt beeindruckt ihn Susannes Krankengeschichte. Er hat vielleicht gedacht, sie ist wie Didier. Ich muß jetzt zu ihm nach Hause gehen. Selbst wenn Susanne irgend etwas zustieße, könnte ich nichts für sie tun, ich müßte im Wartesaal bleiben. Die Ärzte haben es in der Hand. Deshalb werde ich heute abend nach Hause zurückfahren, ich hab Susanne schon vorbereitet und ihr gesagt: ›Wenn es dir gut geht, werde ich abreisen‹, und als sie erfahren hat, daß ich abreise, sagte sie zu mir: ›Das heißt also, daß es mir gut geht?‹«

Frau L. beweist intelligente Zärtlichkeit. Selbst die Alltagserfordernisse werden als Liebesdienste und nicht als Zwänge verstanden. Sie berichtet von der früheren Krankenhausaufnahme und fährt dann fort:

»Ich sah, daß sie weniger aß. Ich hatte Angst. Ich hab es geahnt. Susanne wollte keine Untersuchungen machen lassen. Sie sagte: ›Du übertreibst. Früher war es jeden Monat. Jetzt verlangst du es alle vierzehn Tage. Wir lassen sie nächsten Montag machen.‹ Ich schlug vor: ›Wir machen halbe-halbe.‹ Ich frage mich, ob sie sich nicht krank fühlte, ob sie es nicht sagen wollte und ob sie nicht wußte, daß die Untersuchungen es zeigen würden. Litt sie unter Übelkeit, über die sie nicht sprechen wollte? Vergangene Woche hatte sie Bauchweh. Da habe ich Angst bekommen. Aber sie hat mich sofort beruhigt: ›Es tut mir nicht so weh wie damals im Mai.‹«

So wie die Mutter ihr Kind beruhigt, so hört man, völlig natürlich, das Kind seine Mutter beruhigen. Klothilde, ein anderes neunjähriges Kind, das in der Terminalphase aufgenommen wurde, sagte zu ihrer erschrockenen Mutter, als sie in den OP-Saal gebracht wurde: »Ich geh jetzt weg, mach dir nichts draus, ich komm wieder«, Worte, die von der ebenfalls üblichen Bitte begleitet wurden: »Wenn du jeden Tag kommst, werde ich nie weinen und brav sein.« Dasselbe Kind beruhigte seine Mutter, nachdem es Nasenbluten gehabt hatte: »Weißt du, Mama, jetzt ist es vorbei, ich blute nicht mehr.« Und die Mutter erkannte: »Sie versuchte, mir Freude zu machen, damit ich zufrieden wäre. Alles, was sie sagte, war: ›Du weißt doch, daß es mir nicht weh tut . . . Siehst du, Mama, wir helfen uns alle beide . . . Du weißt doch, Mama, daß ich dich lieb habe, warum weinst du?‹«

Man hilft sich, ohne der Lüge gegenüber gänzlich blind zu werden. Wichtig ist die Liebe des anderen. Frau L. freilich drückt ihre Not und Sorge aus:

»Ich weiß nicht. Ich vermute, daß sie mir etwas verborgen hat. Vielleicht ist es wirklich wahr und sie spürt nichts. Aber sie beobachtete die Untersuchungen, die man bei ihrem Bruder machte, und ich habe Angst, daß sie daran denkt. Ich kann nicht anders, vielleicht spürt sie auch, daß ich daran denke. Wenn man irgendwann in seinem Leben krank ist, setzt man sich darüber hinweg. Sie macht sich Sorgen, weil sie nicht mehr am Fernunterricht teilnehmen kann. Am Mittwoch wollte sie auf der Nähmaschine nähen, etwas machen, das wie eine Arbeit aussieht. Ich hab ihr Stoffreste gegeben, die zu nichts mehr taugen. Und sie hat mir gesagt: ›Nein, ich will etwas Nützliches machen . . .‹ Ich will ihr nichts zu stricken geben, sie wird es doch nicht beenden können.«

Die Realität des nahen Todes ist so gegenwärtig, daß sie die Realität der Liebe für Susanne überschwemmt.

Frau L. spricht von Susannes Symptomen, deren Zustand sich weiter verschlechtert; sie spricht extrem ungeordnet und bringt die Daten, die Ereignisse, die Personen durcheinander, so daß ihre

Rede unverständlich, unzusammenhängend wird, wie die Krankheit, die sie, wie sie sagt, nicht versteht: »Manchmal verliere ich den Mut. Wenn sie hier ist, habe ich grenzenloses Vertrauen. Wir sind beruhigt. Wir denken, ›es kann ihr nur Gutes widerfahren‹. Manchmal vergesse ich's sogar. Vor allen Dingen denkt sie nicht an ihren Bruder. Alle sagen: ›Susanne geht es in jeder Hinsicht besser.‹«

Die Realität des nahen Todes greift Frau L.s Kohärenz an. Es treten nun Schuldgefühle auf, einer der Punkte, um den sich die Kohärenz organisieren kann: »Ich bin immer eine aufrichtige Mutter gewesen. Wir haben getan, was wir konnten, und wir sind machtlos geblieben. Ich bin Fatalist geworden, ich nütze die guten Augenblicke voll aus, ohne Zukunftspläne zu schmieden. Wenn ich an Didier denke, zieht es mir manchmal noch das Herz zusammen, weil er gelitten hat. Dieser kleine Bub hat nichts Böses getan. Ich bin noch gläubig. Aber warum, mein Gott, hast du das erlaubt? Warum muß das Kind für seine Vorfahren und seine Eltern bezahlen? Ich bin überzeugt, alle Laster zu haben und daß meine Vorfahren gesündigt haben. Der Gemeindepriester besucht übrigens Susanne und gibt ihr jeden Monat die Kommunion. Manchmal sage ich mir: ›Er kommt, aber hat nicht verhindert, daß das Unglück hereingebrochen ist.‹ Ich erlebe mich als größte Sünderin. Ich weiß, daß ich weder getötet noch gestohlen habe, aber ich frage mich, ob ich meine Kinder wirklich liebe. Es hat ihnen nicht an Fürsorge gefehlt. Doch je mehr ich mich frage ›Warum?‹, um so mehr sage ich mir: ›Gott ist nicht mit mir‹, und da Gott Liebe ist, hab ich gedacht, daß ich nicht genug Liebe im Herzen trage. Er ist nicht mit uns, weil wir keine Liebe haben. Also sind wir nicht mit Ihm. Es ist unsere Schuld. Dennoch glaube ich, meine Kinder zu lieben. Es ist schwierig zu erklären. Mit meinem Mann rede ich nicht darüber, er sagt zu mir: ›Mein armes Mädchen, jetzt drehst du durch. Natürlich ist auch er ganz durcheinander, aber er erlebt sich nicht als schuldig. Ich dagegen erlebe ihn genauso schlecht wie mich selbst. Ich bin ihm deswegen nicht böse, doch ich denke, um so viel Unglück zu haben, muß er, genauso wie ich, das letzte der Lebewesen sein. Ich geh sogar noch weiter. Wenn er fragt: ›Warum ist unser jüngster Sohn gesund?‹, dann antworte ich ihm: ›Ihm wird ebenfalls ein Unglück zustoßen. Es wartet auf ihn.‹ Es ist wirklich nicht toll, wo ich jetzt gelandet bin.«

Die Kohärenz faßt wieder Fuß in Frau L.s Leben. Sie vermag sich für ihren jüngsten Sohn nur eine unglückliche Zukunft vorzustellen. Überdies hat, jedenfalls in manchen Fällen, das Schuldgefühl die Funktion, die Krankheit umzuformen, die zuerst als etwas vollkommen Fremdes aufgefaßt wurde. Eltern klammern sich an Erblichkeitsphantasien, in denen ihr Schuldgefühl enthalten ist; dies ist für sie ein Weg, die Beziehung zu ihrem Kind wiederaufzunehmen, das sie nicht wiedererkennen, ein Weg, sich miteinander zu verständigen: »Trotz seiner fremden Krankheit ist es unser Kind, da wir für seinen Zustand verantwortlich sind.«

Frau L. fährt fort: »Sehen Sie, körperlich bin ich nicht krank. Es ist doch merkwürdig, so unglücklich und gleichzeitig körperlich gesund zu sein. Aber ich sage mir: ›Susanne muß das bestmögliche Leben haben, so fröhlich wie irgend möglich, mit Blumen.‹ Ich kaufe mehr Blumen als Gemüse, damit Susanne die Wohnung gefällt. Scheinbar mache ich alles gut. Vielleicht hilft Gott mir, das Ganze zu ertragen.«

In christlichen Worten und mit christlichen Gedanken beschreibt Frau L. hier, was alle Eltern, deren Kinder an schweren Krankheiten leiden, sich sagen: Das ungeheuerlich große Unglück setzt eine ungeheuerlich große Schuld voraus, oder vielmehr, vor dem ungeheuerlich großen Unglück kann die allen gemeinsame Schuld nicht mehr verdrängt werden.

Nach einem Gespräch mit dem Stationsarzt entscheiden die Eltern und das Pflegepersonal, daß Susanne zu ihrer Familie heimkehren kann, um dort die letzten Wochen ihres Lebens zu verbringen. Frau L. berichtet, wie es ihr nach diesem Gespräch ergangen ist: »Ich war allein, ich hab geschrien, geweint, geheult. Ich brauchte unbedingt jemanden um mich. Ich rufe meinen Mann an. Aber er bleibt allein, und ich bleibe allein. Wir sind getrennt. Bei Didier waren wir nicht getrennt, er hat mit uns zusammensein können.«

Wir haben Frau L. ausführlich zitiert, denn ihre Erzählungen erlauben uns, die wenigen Sätze von Susanne besser einzuordnen. Kein Wort kann übrigens ohne Beziehung zu dem Kontext, aus dem es stammt, verstanden oder gehört werden. Dies gilt von allen Texten, die wir von verschiedenen Kindern zusammengetragen haben. Sich fragen, was ein Kind erleben, wissen, verstehen kann, ohne den es umgebenden Kontext zu kennen, führt in eine verfälschte, geschönte, banalisierte Version der Welt dieses Kindes.

Susanne spricht sehr wenig. Ich schlage ihr vor zu zeichnen. Sie antwortet: »Ich kann nur Köpfe malen – ich kann meine Familie nicht malen, weil ich keine Brille zeichnen kann. Ich kann mich nicht selbst zeichnen, denn ich hab mich schon lange nicht mehr im Spiegel betrachtet. Alle sagen, daß ich sehr wachse. Der Professor will, daß ich wachse, aber das macht mich müde, deswegen bin ich hier.«

Ich weise sie darauf hin, daß sie keine Brille, mit der man wirklich sieht, zeichnen kann und daß sie nur wiederholen kann, was die anderen über sie gesagt haben. In diesem Augenblick redet sie überaus präzise und detailliert von sich und ihrer Krankheit: »In meiner Familie gab es Didier. Das ist mein Bruder. Er ist vor zwei oder drei Jahren gestorben, ich erinnere mich nicht daran. Ein Jahr lang lag er krank im Krankenhaus. Er ist gestorben, weil er an Harnstoff erkrankt war. Ich spreche nicht darüber, vor allen Dingen nicht mit Mama, weil sie gleich weint . . . Ich verberge meinen Kummer, und ich denke an meinen Bruder und an andere Tote. Wissen Sie, meine Großmutter ist vor einem Monat gestorben. Ich mag es gern, wenn Freunde hierherkommen, um mit mir zu sprechen, weil ich dann nicht an die Toten denken muß wie sonst. Oder ich muß *Bibi Fricotin* lesen . . .«

Susanne hat ihre Familie nicht gezeichnet. Sie konnte sie weder mit den Toten noch ohne sie darstellen. Sie sagt, sie könne sich an nichts erinnern, was ihren Bruder und seinen Tod betrifft. So entspricht sie Frau L.s Wunsch, die dieses Ereignis ebenso wie den Tod der Großmutter von Susanne fernzuhalten trachtet. Für Susanne ist es vielleicht eine bewußte oder unbewußte Wahl. Die Erinnerung wäre so schmerzlich, daß es besser ist, sie nicht zu haben – gleichzeitig gesteht sie jedoch, daß sie ihren Kummer, ihre traurigen Gedanken für sich behält. Die Worte der anderen, ihre Gegenwart, erlauben, die Abwesenden zu vertreiben. Susanne besitzt diese volkstümliche Weisheit in gleichem Maße wie ihre Mutter. Frau L. hatte die Oma zu vergessen beschlossen.

Je länger der Krankenhausaufenthalt sich hinzieht, desto häufiger sagt Susanne: »Ich erinnere mich an nichts. Ich weiß nichts mehr. Über meine Krankheit weiß Mama Bescheid. Was man mit mir macht, ist aufgeschrieben. Ich kenn die Namen meiner Bettnachbarn nicht mehr.«

Dies sagt sie zu einem Zeitpunkt, da eine Verschlechterung der Urämie nicht feststellbar ist. Ihre Worte markieren ein Entwicklungs- und Erfahrungsstadium, in dem sie sich als Subjekt aufgibt. Sie will nichts mehr von der Zukunft wissen, sie verzichtet auf den Inhalt des Wissens. Gleichwohl bewahrt Susanne andere Wünsche: den Wunsch, zu beruhigen, ihre Eltern zu unterstützen und mit ihnen »zusammen« zu bleiben. Zu ihrem Vater, der sie ins Krankenhaus fährt, sagt sie: »Hei, mein kleiner Leon, bleib ruhig«, und zu ihrer Mutter: »Du siehst doch, ich hab nicht dieselbe Krankheit wie mein Bruder ... Es tut mir nicht so weh wie im Mai.«

Diese Haltung scheint sie freilich nur den Eltern und dem Pflegepersonal gegenüber zu bekunden, mit uns spricht Susanne über ihre Furcht vor dem, was ihr die Ärzte mitteilen werden. Und mit uns spricht sie nicht zuletzt über ihr Gefühl, genauso wie die anderen kranken Kinder und besonders wie ihr Bruder zu sein. Gleichzeitig bittet sie uns, ihre Mutter zu besuchen, als fürchte sie, ihr keine genügende Stütze zu sein.

Während ihres letzten Krankenhausaufenthaltes wird die Flüssigkeitseinschränkung immer strenger, da das Ödem bestehen bleibt. Zugleich nimmt sie so rasch an Gewicht zu, daß sich das Pflegepersonal fragt, ob sie nicht heimlich trinke. Man erwägt Überwachungsmaßnahmen, doch ein Arzt wendet ein: »Tut sie es nicht absichtlich, um Schluß zu machen?« Dies erscheint plausibel. Vielleicht möchte Susanne so schnell wie möglich dieses leidvolle Leben ohne Zukunft oder dieses Leben allein im Krankenhaus beenden. Tatsächlich freilich wünscht sie: Zusammensein. »Ich hab Durst, weil ich mich langweile, aber wenn du Papa fragst, er wird mich sofort nach Hause holen. Sonst sind wir nicht mehr für immer zusammen.« »Wir sind nicht mehr für immer zusammen« ist der einzige Satz, den Susanne über die Trennung von ihrer Mutter geäußert hat. Sie macht sich keine Illusionen über ihre Zukunft, aber sie bittet, in der ihr verbleibenden Zeit mit den anderen zusammensein zu dürfen. Zusammenzusein, nicht allein zu sein, setzt voraus, in seinen Handlungen, in seinen Gedanken, in seinen Wünschen, in seinem Glauben anerkannt zu sein. Anerkannt zu werden heißt für ein dem Tode nahes Kind, daß es hört: »Auch ich mache mir über deinen Tod Sorgen – ich weiß, daß du Angst hast, ihn dir herbeiwünschst, auf ihn wartest, ihn verjagen möchtest, daß du hoffst, weiterzuleben. Was du erlebst, trennt dich nicht von mir.« Das Kind bittet darum, »zusammenzusein«. Es bittet darum, daß der andere anwesend, da sei. Eine formale

Antwort auf diese Bitte um Anwesenheit genügt nicht, denn sie ist außerstande, die Verbindung wirklich herzustellen. Damit Zusammensein möglich wird, muß die Antwort von einem Wunsch genährt werden, dem Wunsch, da, bei dem anderen zu sein – ein Wunsch, der der Angst und ihren destruktiven Auswirkungen widersteht.

# *IV. Kapitel*
# Über die Klinik der Trauer

## *1. Der Andere*

*Der Andere (The Other)* von Thomas Tryon[12] ist der Bericht über einen dreizehnjährigen Jungen, der nicht fähig ist, um seinen Zwillingsbruder zu trauern. Niles und Holland leben auf einer Farm in Connecticut, die von ihrem Großvater Watson Perry gekauft und entwickelt und später von ihrem Vater Vining Seymour Perry bewirtschaftet wurde. Ihre Schwester Torrie war im Alter von vier Jahren adoptiert worden, die Zwillinge wurden zwölf Monate später geboren. Torrie lebt mit ihrem Mann auf der Farm. Der zweite Sohn von Großvater Perry, Georges, lebt mit seiner Frau Valérie, Tante Vee, in Chicago.

Vining, der Vater der Zwillinge, fand den Tod, als er mit einem Korb Früchte in den Keller stieg: »Die Zeitungen berichteten von dem Unfall, der sich an einem kalten Novembersamstag ereignete. Nach den Schilderungen der Leute zu schließen, war es eine schreckliche Tragödie. Der Vater stieg, einen Korb in der Hand, die Treppe hinab, setzte vorsichtig einen Fuß vor den anderen und war gerade auf der Hälfte der Treppe angekommen, da hörte Niles Lärm, hob den Blick und sah, wie sich die Falltüre, die schwere, mit Eisen beschlagene Falltüre, löste und auf dem Kopf seines Vaters aufschlug ... Die Angeln knirschten, Eisen und Holz schlugen aufeinander, sie schleuderte ihren Vater nach unten auf den Steinboden. Schmerzensschreie. Als man die Falltür wieder geöffnet hatte, sah man ihn am Fuß der Treppe liegen inmitten der zerstreuten Früchte und in seinem Blut.«

An Hollands Geburtstag im letzten März ereilte die Katze von Ada, der Großmutter der Zwillinge, ein Unglück: Holland hatte sie im Brunnen aufgehängt. »Was für ein absurder, was für ein tragischer Tod! Es gab wirklich Grund zum Weinen. Und all die vielen Sorgen, die Holland im Laufe der Jahre der Familie bereitet hatte ... der Tag, an dem er davonlief und sich im Güterzug hinter dem Kostümkoffer von Herrn La. Fever versteckt hatte; als man ihn endlich entdeckte, war die Familie halb verrückt vor Sorge. Ja, man konnte wirklich über Holland weinen . . .« Der Tag, da er ganz dicht am Ufer neben dem hinkenden Billy stand. Als das Eis unter Billy nachgegeben hatte, hätte Holland ihn retten können, aber statt dessen hat er seine Beine in die Hand genommen und Billy im eiskalten Wasser erfrieren, ertrinken lassen . . . Und der Tag, da er die Scheune angezündet hatte . . .

So ähnlich und dennoch so verschieden: »Niles, ein Luftikus, ein fröhlicher Geist, immer gut aufgelegt, freundlich und zärtlich, er trug sein Wesen im Gesicht geschrieben. Holland war völlig anders. Ada hatte beide geliebt, den einen wie den anderen, aber Holland war verschwiegen, reserviert, auf sich selbst zurückgezogen, gehemmt durch die Geheimnisse, die er für sich behielt. Er dürstete nach Zuneigung, war aber unfähig zu geben . . .

Sie wuchsen einer neben dem anderen, aber nicht zusammen heran. Von Zeit zu Zeit entfernte sich Holland, Niles eilte ihm nach. Holland zog sich weiter zurück, wie eine Schnecke in ihr Haus. Das war nicht immer so gewesen. Wie es sich für Zwillinge gehörte, waren sie zu Beginn unzertrennlich, ein einziges Wesen wohnte in zwei Körpern. Bis zum Exzeß großzügig, das war Niles. Nach dem Tod von Vining zogen Georges und seine Frau, Tante Vee, mit ihrem Sohn Russell auf die Farm. Russell starb noch im selben Sommer, als er in einen Heuhaufen sprang, in dem eine Mistgabel mit den Zinken nach oben steckte. Der vierzehnjährige Junge hatte seine Brille abgelegt und konnte die Gabel nicht sehen. Während der Stahl ihm durch die Brust drang und er brüllte, war Ada bei Angelini, dem Knecht, der immer überaus sorgfältig mit seinem Werkzeug umging. Er war sich sicher, ja, er schwor sogar, er habe die Mistgabel an ihrem üblichen Platz im Werkzeugschuppen aufgehängt . . .«

Niles erlebte alle diese Ereignisse mit Holland zusammen: »Russell Perry lag in seinem Sarg im Salon. Niles betrachtete starr Holland, der wie aus dem Ei gepellt in seinem blauen Anzug und seinem weißen Kragen dastand. Wenn er den Hals streckte, konnte Niles Onkel Georges und Tante Valérie sehen. Arme Tante Vee! Wie war sie verändert. Aber er sah auch Russell aus der Sonne mit ausgebreiteten Armen ins Heu springen: ›Ich bin der König des Gebirges.‹ Er sah Holland oben in der Scheune, als Papa mit einem Korb im Arm durch die Falltür hinabzusteigen beginnt. Man sieht Hollands Bein durch die Öffnung. Die Falltür beginnt niederzufallen . . . Der Schrei . . . das Blut . . . Papa. Als

Niles Papa wiedersieht, liegt er da, wo jetzt Russell ruht. Armer Russell, geboren 1921, gestorben 1935.

Der Geburtstag vor drei Jahren. Das Geschenk: Pfeil und Bogen. Unter Hollands Pfeilen gab es ein wahres Wunderwerk, der Schaft war in grellen Streifen bemalt. Hollands Pfeil fliegt davon, zittert in der Luft. Niles dreht sich um, bekommt ihn in den Hals . . . Und danach? Danach hat sich Holland in gewisser Weise von ihm gelöst. Von da an trug er immer häufiger ein spöttisches Lächeln zur Schau. Holland hatte ein Geheimnis, Niles war sich dessen sicher.«

Ada ist die russische Großmutter väterlicherseits. »Man hätte annehmen können, ein unsichtbarer Faden liefe von Adas Kopf zu seinem (Niles) und daß sie miteinander telefonieren konnten, jeder nahm die Gedanken des anderen wahr.« Ada hatte zwischen sich und den Zwillingen ein Spiel organisiert, ihr Spiel. »Sie schienen das Wesen des Spiels ohne Schwierigkeiten begreifen zu können. War es gefährlich? Sie mußten doch ihre Träume haben? So war es doch, wenn man ein Kind ist? Die Kindheit bestand nur aus einigen kurzen Sommern in einem riesigen kalten Winter, der das ganze Leben andauerte.« Das Spiel: »Sei eine Biene – sei eine Blume – sei ein Vogel.« Und Niles war all dies der Reihe nach. Niles spielte mit Ada. Er sprach auch mit ihr, und er lernte alles, was Weisheit und Verrücktheit sie selber gelehrt hatten.

»– Ada, warum hat sich Brunhilde ins Feuer gestürzt?

– Ach, weißt du, damals haben die Frauen das eben getan, sie opferten sich selbst für ihren Geliebten.

– Ja, aber warum?

– Aus Liebe, denke ich. Wenn die Liebe für den Geliebten stärker ist als die Liebe zum Leben oder die Liebe zu sich selbst, zieht man manchmal den Tod vor.«

Niles Mutter hatte vielleicht in diesem Sinn eine Art Tod gewählt. Sie lebte zurückgezogen in ihrem Zimmer. Niles liebte sie und erzählte ihr von der Familie, von allen, auch von Holland. Sie hörte ihm zu, küßte ihn. Aber was glaubte sie?

»– Ich möchte ihr helfen können, murmelte Niles.

– Man hilft sich gegenseitig, wenn man sich gegenseitig versteht. Dies ist die einzige mögliche Hilfe und auch die einzige Hoffnung.«

Niles ging weit, durchquerte ein düsteres Land, in dem ein anderer sich über ihn lustig machte und wo Feuer ihn nicht erwärmte.

»– Ja, sagte er entschlossen, Mama kann sich vom Tod nicht erholen.«

Alle waren unglücklich, auch Holland.

»Holland ließ sich neben ihn hinfallen mit seinem geheimen Lächeln.

–Was glaubst du, was das ist, tot sein?

– Wenn man tot ist, ist man tot, das ist alles. Das ist wie nichts. Man packt uns in einen Kasten. Dann macht man ein Loch in die Erde, und man steckt uns hinein. Das ist alles.

– Aber wenn man tot ist, muß man doch irgendwohin gehen, in den Himmel oder in die Hölle, irgendwohin . . .

– Wer glaubt schon an diese Dinge? Das sind nur Geschichten der Erwachsenen.

Niles betrachtete seinen Zwillingsbruder aufmerksam:

– Was möchtest du zuletzt sehen, bevor du stirbst?

– Hmmm?

– Die letzte Sache. Wenn man dich bitten würde, die letzte Sache, die du vor dem Sterben sehen möchtest, herauszusuchen, was würdest du wählen? Zum Beispiel . . . einen Sonnenuntergang? eine Person? das Meer? Was?

Holland lachte spöttisch.

– Hör zu, wenn ich im Sterben läge, wäre ich viel zu sehr damit beschäftigt, um noch Sonnenuntergänge zu betrachten. Und du auch.«

Eine Kundin kommt wütend zum Kaufmann in Niles Perrys Dorf und fragt die Verkäuferin:

»Sagen Sie, wer ist das?

– Das, das ist Niles Perry.

– Also, jetzt hat er mich schon zweimal auf die Erde geworfen oder beinahe.

– Ach, gehen Sie, meine Liebe, Sie meinen bestimmt nicht den da, das ist Niles. Wenn ich nicht wüßte, daß es unmöglich ist, würd ich denken, Sie sprechen von Holland.«

In diesem Augenblick taucht Ada auf und ruft Niles:

»– Mein Kind, mein Kind, was ist nur mit dir geschehen, daß du dich so schlecht benimmst?

– Das ist eine Lüge.

– Es ist keine Lüge und du weißt es. Komm her, mein Kind, jetzt wirst du es gestehen. So kann es nicht weitergehen.«

Ada schleppt Niles an den Gräbern entlang bis zum Familiengrab.

»– Jetzt, mein Kind, wirst du die Wahrheit sagen, sagt sie mit einer geduldigen, zarten, traurigen Stimme. Ganz laut, damit wir es beide hören, wir beide zusammen.

Er fühlt sich erstarren.

– Lies, mein Kind, befiehlt sie ihm.

Mit einem resignierten Seufzer wiederholt er die Worte, die in den Grabstein gemeißelt sind:

VINING SEYMOUR PERRY
21. August 1888 – 18. November 1934
– In liebendem Angedenken –

Er bückt sich und reißt einen Grashalm aus, den er zwischen seinen Handflächen hält und anbläst, bis er zu singen beginnt.

– Weiter, hört er Ada sagen.

– Sieh da, da, mein Kind.

Er streckt seine Finger zitternd nach dem kalten Stein aus, kopflos tastend, als habe er das Augenlicht verloren. Die Finger folgen der Spur der frisch eingravierten Buchstaben, die die schreckliche Inschrift bilden:

HOLLAND WILLIAM PERRY
März 1922 – März 1935.«

Holland hatte an seinem Geburtstag die Katze im Brunnen erhängt; er hat sich mit ihr zusammen getötet. Deshalb hat Niles, zweigeteilt, verlassen, allein, Hollands Tod nicht akzeptieren können, seinen Zwilling wiedererschaffen, ihn wiederkommen, in gewisser Weise Holland in seiner eigenen Person wiederauferstehen lassen. Das Spiel hatte zu lange gedauert.

»– Sag die Worte, mein Kind, sag sie ein für alle Mal, jetzt ist der Anfang. Sag: Holland ist tot.

– Er ist nicht tot, sagt er schluchzend. Das stimmt nicht. Es gab keine Beerdigung. Wie könnte er tot sein?

– Du warst krank, und inzwischen hat man Hollands Sarg ins Grab gebettet.«

Niles hatte den Tod von Holland beobachtet. Er hatte geschrien, geschrien, und danach war er wochenlang verstummt. In der Nacht vor der Beerdigung war er zu Holland hinabgestiegen, und zum ersten Mal hatte Holland mit ihm gesprochen. Er hatte ihn gebeten, den Ring zu übernehmen, den er nach dem Tod seines Vaters als der älteste Sohn der Perrys empfangen hatte. Holland war der Verwahrer gewesen, Niles wurde es. Um den Ring zu nehmen, mußte er den Finger abschneiden. Der Finger, der Ring waren das Band geworden, das Band zwischen Holland und ihm, das Band, das er berühren konnte, denn so war Holland zurückgekommen. Er überträgt auf ihn einen Teil seines Verhaltens, das während dieser kurzen Sommermonate schreckliche Unfälle heraufbeschworen hatte. Niles hatte Russell getötet, er hatte seine Mutter auf der Treppe zu Fall gebracht, er hatte Torries Baby getötet.

Niles konnte Hollands Tod nicht akzeptieren. Er konnte ihn nicht betrauern. Es beginnt eine Psychose, in der Holland Niles nahekommt. Holland ersteht vor Niles, der sein Gesicht wiedersieht und betrachtet, sein spöttisches Lächeln, seine Gesten, seine Stimme, seine Worte. Holland ist immer da, er ersinnt Dinge, er entscheidet.

Niles suchte seit drei Jahren, seit ihrem zehnten Geburtstag, die Nähe zu Holland. Seit der Pfeil sich in Niles' Hals gebohrt hatte, wußte Holland vielleicht, daß es möglich war, seinen Bruder zu töten, und es zu wollen. Hatte er das getan, als er sich von Niles trennte und ihn nach sich suchen ließ?

Durch Niles erfahren wir, daß Holland ihren Vater getötet hat, weil er ihn haßte. Wir erfahren nichts über den Ursprung dieses Hasses, doch der Zwischenfall mit seinem Bruder, Niles, hat ihm sicherlich die Möglichkeit zu töten deutlich vor Augen geführt. Niles' erste Handlung nach Hollands Tod war, ihm den Ring abzustreifen. Für Niles hieß das, Hollands Platz einzunehmen, sein Zeichen zu tragen, die *Sache* zu bewahren, durch die er leben konnte. Diesen Ring zu besitzen, bedeutete auch für Niles, zu versuchen, »einzig« zu werden. Doch indem er den Ring an sich nahm, bestahl er Holland, zerstörte er ihre frühere Beziehung, in der Holland besessen, Niles gegeben hatte. Den Ring zu stehlen hieß, Holland in sich selbst lebendig zu erhalten, und gleichzeitig, ihn zu zerstören. Dies freilich sollte niemand wissen, darin gründete das Geheimnis.

Niles besitzt den Ring, sieht Holland, hört ihn, er wird Holland durch das Spiel, das ihre Großmutter sie gelehrt hat. Holland sein heißt töten. Niles wird die beiden Nachkommen der Familie Perry, seinen Vetter Russell und das Baby seiner Schwester Torrie, töten. So wird er der einzige und letzte Inhaber des Ringes der Familie Perry sein.

Dies ist aus Niles geworden, dies hat er getan. Warum verleugnete Niles die Realität?

Nach der schrecklichen Szene, in deren Verlauf Holland stirbt, hat die Realität für Niles kein Gewicht mehr. Er wird krank, wohnt den Trauerfeierlichkeiten nicht bei, nimmt nicht an dem kirchlichen Zeremoniell teil, ist nicht bei der Beerdigung dabei. In einer alptraumhaften Szene hat Niles vier Monate zuvor seinen Vater verloren, von Holland getötet, er weiß es. Man darf annehmen, daß er schon damals nicht trauern konnte, obwohl er noch nicht delirant war. Er konnte denjenigen nicht betrauern, an dessen Ermordung er Anteil hatte, da er durch sein Schweigen zum Komplizen geworden war. Niles begegnete dem nämlichen Schweigen um sich herum nach Hollands Tod. Niemand spricht mit ihm über den verstorbenen Holland. Wenn er seiner Mutter von den Abenteuern mit Holland erzählt, widerspricht sie ihm nicht, antwortet nicht. Für sie ist Holland nicht wirklich tot, da Niles da ist. Niles ist nicht mehr wirklich lebendig, da Holland nicht mehr da ist. Sie unterscheidet Niles de facto nicht mehr von Holland.

Auch Ada widerspricht ihm nie, und als er ihr gemeinsames Spiel wiederaufnimmt, geschieht es gemeinsam mit Holland. Ada verwechselt nicht den lebenden Niles mit seinem toten Bruder, aber sie will Niles nicht wieder leiden sehen wie bei Hollands Tod. Ihre Liebe zu Niles verträgt nicht, ihn leiden zu sehen. Für sie freilich ist der Verlust von Holland so schmerzlich, daß sie Niles diesen Verlust nicht leben lassen kann und will. Sie spielt mit ihm, Holland leben zu lassen. Sie agiert seinen Wahn mit ihm. Doch sie wird nicht verrückt. Ihre Liebe irrt, weil sie nichts weiß. Sie weiß nicht, daß ein Kind der Realität begegnen muß, und daß ihre Liebe hätte helfen können, Niles die Konfrontation mit ihr zu ermöglichen, anstatt diese zu verwischen. Dies versucht sie, als sie begreift, daß Niles von Holland »besessen« ist. Aber sie hat nicht die gebotene Ausdauer, sie weiß nicht, daß sehr viel Zeit erforderlich ist, um eine solch »schreckliche Sache« akzeptieren zu können, Niles bleibt verrückt. Während dieser Zeit, in der Trauer nicht möglich ist, stimmt kein einziges Wort mit der Realität des Todes überein.

Und vor diesem Tod? Die Worte ihrer Mutter stimmten nicht mit der Realität zweier unterschiedlicher Lebewesen überein. Im Geist ihrer Mutter waren Niles und Holland längst miteinander vermengt. Es scheint, daß kein Wort ihrer Umgebung den beiden erlaubte, sich voneinander zu unterscheiden. Jeder konnte sich für den anderen halten.

## 2. *Die Zwillinge*

Selbst das Schicksal hat das Zwillingspaar[13] Jean und Jacques, die wir kennengelernt haben, nicht voneinander unterscheiden wollen, da es beide mit derselben Krankheit geschlagen hat und denselben Tod sterben lassen wird.

Jean und Jacques sind von einer erblichen Nierenerkrankung befallen. Jérôme, ihr älterer Bruder, ist einige Jahre vor ihrer Geburt am selben Syndrom im Alter von drei Jahren und drei Monaten gestorben. Bei ihnen wird die Diagnose gestellt, als sie ein Jahr alt sind; die erste Nierenwäsche wird angesichts der rapiden Verschlimmerung ihrer Niereninsuffizienz mit Verdauungsstörungen beschlossen, als sie drei Jahre alt sind. Es sind zwei intelligente Jungen, deren Schwierigkeit, sich der Behandlung oder der stationären Aufnahme anzupassen, sich in einer Aktivitätsminderung, einer verstärkten Zurückhaltung bekundet. Im Krankenhaus sprechen sie beträchtlich weniger als zu Hause. Sie werden zusammen an dieselbe Maschine angeschlossen, liegen einander in ihren Betten gegenüber. Zwei parallele Blutkreisläufe werden geschaffen. Die Zwillinge zeigen keine besonderen Auffälligkeiten und scheinen sich in aller Augen gut an die Behandlung anzupassen, doch die Anwesenheit eines Erwachsenen ist ihnen unentbehrlich, sie bitten darum.

Die Erzieherin notiert: »Ich sag ihnen guten Tag. Jean antwortet: nein. Jacques wiederholt: nein. Was der eine sagt oder tut, macht der andere nach. Sie sitzen auf dem Boden auf einem Bettuch und zerreißen ein Tintin-Heft in kleine Stücke. Ich setze mich neben sie auf das Bettuch und interessiere mich für jeden, erst für den einen, dann für den anderen. Jacques: ›Da ist viel‹, er zeigt mir seinen Papierhaufen. Jean: ›Da ist viel.‹ Jacques steht auf und geht weg. Jean folgt ihm.

Eine Krankenschwester geht vorbei: ›Warum zerreißt ihr alles? Zerreißen macht euch wohl Spaß?‹ Und sie sammelt Jacques' Papierfetzen ein. Jean macht es ihr nach, aber er weiß nicht, wo er sein Papier hinwerfen soll. Jacques steht auf und geht weg. Jean folgt ihm. Ich biete Jacques, der zuerst zurückkommt, Papier und einen Filzstift an. Er nimmt beides und hockt sich aufs Bettuch. Jean nähert sich, bittet mich um Material und will sich neben seinen Bruder auf das Bettuch setzen. Ich lege das Papier neben mich auf die Erde. Er zögert einen Augenblick und setzt sich schließlich hin. Ich leihe ihm meinen Kugelschreiber. Von diesem Augenblick an schreibt jeder für sich, ohne sich um den anderen zu kümmern. Ihre Schrift ist auffallend unterschiedlich. Obwohl Jean durch seinen Verband an der rechten Seite behindert ist, zeichnet er mit großer Genauigkeit Kreise und imitiert dann einfallsreich eine echte Schrift. Er konzentriert sich stark. Jacques' Schrift ist weniger ausgearbeitet, weit ausholend, spitzer, auch aggressiver. Während sich Jean nicht einen Augenblick lang von seiner Aktivität ablenken läßt, steht Jacques auf, kommt zu mir und bittet mich um einen anderen Stift, gibt ihn seinem Bruder, der ihn zurückweist. Als ich das Zeichen zum Aufbruch gebe und meine Sachen einsammle, schließt Jean brüsk mit einigen Bleistiftstrichen, die deutlich von der Schrift seines Bruders inspiriert sind. Sie reichen mir spontan die Hand. Jean ist freundlicher, ist offener als Jacques, der durch seine fieberhafte Unsicherheit seiner Verwirrung sichtbar Ausdruck gibt.«

Diese Beobachtung ist charakteristisch für die Aktivität der Zwillinge. Sie brauchen einander, sie funktionieren füreinander. Sie akzeptieren einen Erwachsenen als Dritten, und wenn dieser ihnen die Chance bietet, sich voneinander zu differenzieren, nutzen sie ihre Trennung.

Nach Meinung des Pflegepersonals hat Jacques die größeren Schwierigkeiten während seiner Krankenhausaufenthalte und seiner Nierenwäsche. Vier Monate später stirbt Jean.

Mitten in der Nacht war er zu Hause von Krämpfen geschüttelt worden; seine Eltern, mit Recht entsetzt, brachten ihn im Wagen ins Krankenhaus. Die therapeutischen Bemühungen waren vergeblich.

Jacques erlebt Jeans Aufbruch in den Armen seiner Mutter mit. Er selbst wird für neue Untersuchungen stationär aufgenommen. Während seiner Abwesenheit beschließen Herr und Frau H., Jeans Spuren zu verwischen, die hinterlassenen Zeichen seiner Existenz zu tilgen. Sie verändern das Zimmer der Zwillinge und entfernen alle Gegenstände, die an Jean erinnern könnten. Seit Jérômes Tod begießt die Familie jeden Sonntag, im Sommer jeden

Tag, sein Grab. Sie stellen kein Foto von Jean neben das von Jérôme, damit Jacques ihn nicht mehr sieht.

Bei seiner Rückkehr sagt Frau H. zu Jacques: »Jean war nicht gesund, der kleine Jesus hat ihn mitgenommen.« Jacques will nicht in dem Zimmer schlafen, das für ihn vorbereitet worden ist. »Meine Tochter mußte ihn zu sich ins Bett nehmen«, erzählt die Großmutter. »Am folgenden Tag ging es besser. Meine Tochter hatte ihm versprochen, er könne in seinem großen Bett schlafen, da war er einverstanden. Der dritte Tag war ein guter Tag. Wir sind auf den Markt und auf den Friedhof gegangen, er wollte nicht, daß ich mich länger um ihn kümmere; da dachte ich, es ist besser, wenn es meine Tochter tut.« Aber die Beziehung zwischen Frau H. und Jacques ist schwierig. Jacques will nicht in ihre Arme kommen. Frau H. denkt, daß er böse auf sie ist, weil er beobachtet hat, wie sie Jean in ihren Armen ins Krankenhaus gebracht hat. Und Jean ist nicht zurückgekommen.

Jacques geht durch ein Stadium, in dem er sich tief zurückzieht und mutistisch wird. Im Krankenhaus redet er kein Wort mehr, bittet um nichts und niemanden, stürzt sich nicht mehr mit einer freundschaftlichen und zugleich aggressiven Geste auf die Leute, wie er es vor dem Tod seines Zwillingsbruders getan hat. Er erscheint unbeteiligt.

Während der folgenden zwei Monate wird er aktiv und geduldig durch die Erzieherin gefördert. Besonders im Umgang mit zwei identischen Holzpuppen kehren nach und nach Spiellust und Sprechinteresse zurück. Die Erzieherin notiert: »Jacques spielt mit Holzbausteinen und baut einen Mann, als ich ihn darum bitte. Er nimmt die einzelnen Teile und fügt sie zusammen. Sie berühren einander nicht. Er interessiert sich nicht für die beiden kleinen Figuren, die ich mit den anderen Bausteinen gebracht habe. Er spielt mit seinem Fuß und mit meinem Gesicht, steckt mir einen Holzklotz in den Mund, zerrt mich an den Haaren. Dieses Spiel dauert lange Zeit.

Die Krankenschwester erzählt, daß er in Panik gerät, wenn er Nasenbluten hat, daß er dann Angst hat, schreit und weint.«

Jacques akzeptiert die von der Erzieherin vorgeschlagenen Spiele. Doch einerseits bleiben die Bausteine voneinander getrennt, andererseits mochte oder konnte er die Puppen nicht gebrauchen, augenfällige Darstellung der Zwillinge, eine Aufforderung, die ihm nach dem Tod des anderen zu nahe ging. Er stellt selbst einen aktiven körperlichen Kontakt mit dem Erwachsenen her, der bei seinem Spiel mit dem anderen anwesend war.

Eine Woche später: »Jacques kommt von einer EEG-Untersuchung zurück. Die Krankenschwester berichtet mir, daß er entsetzt war. Er will nicht mit der Puppe spielen, aber er nimmt mein Heft und spielt sehr heftig damit, blättert eine Seite nach der anderen um. Er atmet rasch, er spricht nicht mit mir, hebt nur den Kopf, wenn ich ihm eine Frage stelle. Bei der Schwester will er nicht trinken, aber nachdem er lange mit mir gespielt hat, akzeptiert er es.«

Jede medizinische Untersuchung, die außerhalb der gewohnten Station durchgeführt wird, ruft bei ihm Angst und Schrecken hervor. Bei diesen Gelegenheiten ist Jacques von seiner gewohnten Umgebung getrennt: den Orten ebenso wie den Personen. Man muß lange Zeit bei ihm, mit ihm zusammen bleiben, damit er zunächst die Anwesenheit des Erwachsenen und schließlich das, was der Erwachsene ihm vorschlägt, akzeptieren kann: Worte, Spiele, Getränk.

Eine Woche später notiert die Erzieherin: »Er sieht mich kommen und zeigt auf meinen Kugelschreiber; ich gebe ihn ihm und ein Stück Papier. Er skizziert einige Striche. Ich biete ihm Buntstifte an. Wortlos streckt er die Hand aus, braucht aber meine Hilfe, um die Kappe abzuziehen. Systematisch prüft er die Farben und hilft aktiv beim Entfernen der Kapseln mit. Ich halte den Stift, und er zieht. Dann gibt er mir alles zurück und verbiegt meine Nase, während er breit lacht. Dann beginnt er, meine Füße, die Brust und das Gesicht zu betasten, das er gänzlich bedeckt. Wir spielen Verstecken, doch sehr schnell wird das Spiel aggressiv, er versucht, mich nach hinten umzustoßen. Ich falle rückwärts auf sein Bett. Er lacht, er wird erregt, wir beginnen von neuem, er tritt mich mit den Füßen. Ich hole die beiden Holzpuppen aus meiner Tasche, er reißt sie an sich. Auf meine Frage: ›Gibst du mir eine?‹ antwortet er: ›Nein‹. Er legt eine der Puppen hin und beginnt an der anderen zu knabbern und zu lecken, schließlich scheint er sie tatsächlich zu kauen. Er redet mit sich selbst, ohne daß man ihn verstehen kann. Manchmal streicht er mit einer der beiden Puppen über seine Lippen. Nach einer Weile nimmt er die zweite und kaut gierig auf beiden herum. Plötzlich gibt er mir eine zurück, leckt die andere mit offensichtlichem Vergnügen weiter ab und streichelt lange seine Lippen. Dann ergreift er den Deckel des Zeichenkastens und versucht, die Puppe dort hineinzulegen. Er sagt dabei: ›Heia‹. Er versucht es mehrere Male, dann gibt er es auf. Schließlich steckt er sie mir ins Haar, wo sie hängen bleibt; dann legt er sie beiseite. Er beginnt von neuem, mit seinen Füßen zu spielen, läßt sie über meine Brust spazieren, schiebt sie in meine Kette, zieht sie dann zurück und legt sie auf mein Gesicht, bis ihm der Gedanke, mich umzustoßen, wieder einfällt. Ich lasse mich nach hinten fallen, er lacht; ich bleibe liegen und frage ihn, ob ich aufstehen soll. Verschmitzt antwortet er: ›Nein.‹ Ich bewege mich nicht mehr. Er stößt mich mit den Füßen. Ich sage zu ihm: ›Du willst, daß ich weggehe, ich gehe weg, ich fall nach hinten! Soll ich zurückkommen? Willst du, daß ich zurückkomme?‹ Er faßt mich bei der Hand und zieht mich. Ich sage: ›Guten Tag, Jacques, siehst du, ich bin wiedergekommen.‹ Er schlägt mich ziemlich heftig, gibt mir wieder die Hand, ich sage ihm wieder das gleiche, er lacht. Wir wiederholen das Spiel etwa zehnmal, dann gebe ich ihm die beiden Puppen wieder, er wirft beide hin. ›Soll ich sie aufheben?‹ ›Ja.‹ Ich hebe sie auf und reiche sie ihm zu, er nimmt sie und wirft sie mir in die Hände zurück. Wir werfen sie mehrfach hin und her, dann nimmt er eine von ihnen und leckt sie ab. Ich nehme seinen Fuß und sage: ›Das ist ein Fuß, und da ist der andere Fuß von Jacques, er hat zwei Füße.‹ Ich patsche sie gegeneinander, er lacht laut und wiederholt es mehrmals. Er kreuzt die Beine, ich nehme einen Fuß und frage: ›Wo ist der andere?‹ Er gibt ihn mir in die Hand. ›Und deine Hand? Du hast zwei Hände, zeig sie mir.‹ Er rührt sich nicht. ›Und der Kopf? Wo ist dein Kopf?‹ Er lacht und zeigt mir sein Bein, dann seinen Kopf. Ich bitte ihn, es mir an der Puppe zu zeigen; er zeigt korrekt die beiden Füße und die beiden Hände, aber er zeigt nicht den Kopf; statt dessen zeigt er auf den Bauch.

›Und wo ist dein Bauch?‹ Er rührt sich nicht. Ich sage: ›Das ist dein Bauch.‹ Dann beginnt er abermals, mit seinen Füßen zu spielen, stößt mich um, und wir beginnen das Spiel von vorn. Ich sage ihm, daß ich jetzt wirklich weggehen muß, aber daß ich morgen wiederkommen werde; er räumt die Buntstifte auf, gibt mir die Puppen und steckt sie in meine Tasche.«

Wenn die Erzieherin eine Weile anwesend ist, kann Jacques das Spiel, das sie vor Jeans Tod gespielt haben, wiederaufnehmen, daran teilnehmen, darum bitten. Dann beginnt er ein Versteckspiel, bei dem er seine Aggressivität ausdrückt. Schließlich werden die beiden Puppen in das Spiel integriert. Zuerst nimmt er sich die eine Puppe und legt die andere weg, verbietet dem Erwachsenen auch, sich darum zu kümmern. Danach nimmt er die andere Puppe und kann sie identisch behandeln, nachdem er akzeptiert hat, daß es zwei sind. Jetzt kann er eine der Erzieherin geben und sein Vergnügen zeigen. Er trennt sich schließlich von einer Puppe und schickt sie schlafen. Nachdem er so den Körper der anderen Zwillings-Puppe aufgeräumt hat, sucht er engen Kontakt mit dem Erwachsenen, den er schließlich ebenfalls schlafen schickt. Das Spiel wiederholt sich. In diesen Wiederholungen wird zu Jacques' Freude mit der Zustimmung des Erwachsenen »Verschwinden – Wiederauftauchen« agiert. Die Erzieherin versucht nun, die Zwillingsfiguren ins Spiel zu integrieren, worauf Jacques sich erst nach einer Weile einläßt. Wenn Jacques eine von beiden besetzt, denkt die Erzieherin, ihm durch ihre Worte und Gesten helfen zu können, sich selbst zu besetzen. Damit hilft sie ihm, zwischen sich und dem anderen zu unterscheiden. Als sie weggeht, läßt Jacques sie ruhig gehen und vertraut ihr die »Zwillinge« an.

Eine Woche später entwickelt sich dasselbe Spiel.

Dann greift Jacques zu einem Buch: »Wir betrachten es, es ist ein Buch über Napoleon. Er betrachtet eine Reihe von Soldaten. Die Soldaten an dem äußersten Rand des Blattes sind nur zur Hälfte gezeichnet, die andere Hälfte sucht er auf der anderen Seite des Blattes, unter deutlichen Anzeichen von Angst. Dann betrachten wir die Bilder, wir sehen einen Mann, der ein Baby hält. Er sagt: ›Kein Baby, kein Baby, zwei.‹ Dann benennt er die Vögel, die Frau, den Hund, den er Wau-Wau nennt, er spricht nie das Wort Mama aus, sondern sagt ›Papa‹.«

Die Darstellung einer halben Person weckt Angst. Die Darstellung *eines* Kindes in den Armen seines Vaters ruft in Jacques das Bild der anderen Hälfte des Paares herauf, der Hälfte, die fehlt: Jean. Von neuem benennt er Dinge und Personen, ausgenommen seine Mutter. In ihrer Abwesenheit kann er sie nicht benennen.

Einen Monat später erzählt die Großmutter: »Gestern waren wir im Wald. Er war fröhlich. Aber mit meiner Tochter gibt es noch Probleme. Von ihr will er sich nicht ausziehen lassen. Zum Zähneputzen hatten wir für Jean und Jacques zwei Zahnbürsten gekauft. Jacques sah diese beiden Zahnbürsten und sagte: ›Nicht die blaue, nicht die blaue, die ist für Titi.‹ Titi war sein Name für Jean.«

Zwei Monate nach Jeans Tod offenbart Jacques eine gewisse Fröhlichkeit während der Spiele: »Er schlägt mich, lacht und sagt: ›Nein, nein.‹ Wir spielen lange so weiter, dann biete ich ihm die Buntstifte an. Er will nicht zeichnen, aber blättert mein Heft durch, dann sagt er ›Weiter‹ und versucht, meine Taschen zu leeren. Er hält meine Hände fest und lacht. Ich gebe ihm freiwillig, was in meinen Taschen steckt, er wirft es auf den Boden und ruft ›Bumm, bumm‹. Ich sammle die Dinge auf, gebe sie Jacques wieder, der von neuem beginnt. Er jubelt. In diesem Augenblick wirft er die Kappe auf die Maschine, hält einen Moment mit Spielen inne. Dann fährt er fort. Ich animiere ihn, mir die Kappe zuzuwerfen, indem ich sie zunächst ihm zuwerfe. Anfänglich will er nicht, dann tut er es doch. Später versteckt er die Kappe unter meiner Bluse. Ich tue so, als suchte ich sie, dann versteckt er sie zwischen seinen Beinen.«

Jacques braucht die »Zwillinge« nicht mehr. Er spielt mit der Erzieherin, zu der er eine Beziehung aufgebaut hat.

Vier Monate später spricht die Großmutter über ihr Gefühl, daß mit Jacques dasselbe geschehen werde wie mit den anderen. Sie hat Kummer und weint, während sie redet: »Jacques ist ein unglückliches Kind. Er ist leicht erregbar, nervös. Wenn er Blut fließen sieht, ist er entsetzt. Er ist nicht mehr wie früher. Er hängt sich an mich. Er tut nichts. Er bleibt stundenlang allein sitzen, ohne zu spielen. Er schüttelt heftig seinen Arm und hat immer wieder Angstausbrüche, wenn er am Arm oder aus der Nase blutet.«

Jacques ist nicht derselbe wie früher. Seine Großmutter und seine Mutter sind ebenfalls nicht mehr dieselben.

Sechs Monate nach Jeans Tod geht es Jacques besser, sagt seine Großmutter. Ein Jahr später erfahren wir von ihr, daß Jacques zu Hause von seinem Bruder gesprochen hat: »Es gibt nicht zwei Titi. Mama hat nur einen.« »Und zu mir«, fügt die Großmutter hinzu, »hat Jacques gesagt: ›Titi ist weggegangen.‹« Die Großmutter vergleicht ihn mit einem anderen Enkel, der einige Monate jünger ist, und weist auf den Unterschied hin: »Jacques kann nicht allein spielen. Man muß immer mit ihm spielen.«

Sie berichtet von Jacques' Veränderung in der Vorschule, die Lehrer müssen ihn nicht mehr in ihre Arme nehmen oder an der Hand halten. Jetzt gibt er einem Mädchen die Hand, das sich an der Lehrerin festklammert, und ist wieder gern in Gesellschaft. Aber zu Hause weint er nachts oft und ruft nach seiner Mutter, die ihn in ihr Bett nimmt; der Vater schläft in Jacques' Bett. Alle sind beunruhigt. Seine Mutter hat Gallenkoliken und muß bald operiert werden. Sie wagt nichts zu entscheiden, da sie die Reaktion von Jacques fürchtet. Die Großmutter ihrerseits fürchtet, sich allein um das Kind kümmern zu müssen. Kürzlich hatte ihre Tochter abends eine Kolik. Jacques wollte nicht essen, und seine Mutter mußte herunterkommen und sich mit ihm befassen.

Als Jacques vier Jahre und drei Monate alt ist, findet ein Test statt: »Jacques kann ein richtiger Spielpartner sein, jetzt ergreift er die Initiative in einer Beziehung, die er vorher passiv akzeptierte. Er spricht kurz. Die Beziehung ist aktiver. Seine intellektuellen Fähigkeiten entsprechen seinem Alter. Es besteht ein erheblicher Unterschied zwischen seinem geistigen Auffassungsvermögen und seiner verzögerten affektiven Entwicklung, die sich hauptsächlich in seiner schwachen verbalen Ausdrucksfähigkeit manifestiert. Diese Differenz wird sich weiter verschärfen und auf die Dauer zu einer Beeinträchtigung seiner intellektuellen Fähigkeiten führen.«

»Sonntags nehmen wir Jacques zum Friedhof mit«, berichtet seine Großmutter. »Er und sein Bruder waren das gewohnt. Wenn wir ein Spielzeug kaufen, sucht er immer nach einem zweiten und wundert sich, daß wir nur eins kaufen. Das Krankenhaus spukt ihm durch den Kopf. Er fragt sich, wann das aufhören wird. Solange wir nicht im Krankenzimmer sind, sagt er nichts. Wenn er nach der Nierenwäsche nach Hause kommt, darf seine Mutter ihn nicht berühren. Ich muß ihn ausziehen. Auch wenn er krank ist, verlangt er nach mir. An den anderen Tagen ruft er seine Mutter.«

Jacques weiß und weiß nicht. Krank im Krankenhaus, durchlebt er von neuem eine Angst, die des körperlichen Schmerzes, aber auch die des Verlusts des anderen.

»Manchmal, wenn seine Mutter weggegangen ist, läßt er mich nicht an sich heran. Dann rufe ich seine Mutter an, damit er sie hören und mit ihr sprechen kann. Oder aber sie ruft ihn an. Seit wir Jean verloren haben, haben wir Telefon. Wenn ich ihn um halb zwölf von der Vorschule abhole, fragt er mich, wo seine Mutter ist, ob sie zum Mittagessen kommt, ich muß ihm sagen, wo sie entlang geht, welche Straßen sie benutzt. Mittags erkläre ich ihm: ›Sie nimmt das Auto, sie ist weggefahren‹, und er verfolgt ihren Weg. Wenn er morgens aufwacht, bevor sie wegfährt, begleitet er sie zum Wagen. Wir hoffen alle, daß die Vorschule ihm helfen wird. Mittags gibt seine Mutter ihm das Essen, ich bereite es vor, aber sie gibt ihm zu essen ... Wissen Sie, man spürt genau, daß er weiß, daß sich irgend etwas ereignet hat. Plötzlich zeigt er mir das Foto des kleinen Jérôme. Er ähnelt Jean sehr, er hatte dasselbe Lächeln. Er weiß, daß er zu Hause und nicht im Krankenhaus ist, aber er hat Angst, daß wir ihn eines Tages dort lassen.«

Jacques braucht die Anwesenheit seiner Mutter, er muß wissen, wo sie ist, was sie tut. Wenn er von der »Niere« zurückkommt oder wenn er krank ist, weigert er sich, sich in ihre Arme zu flüchten. Er will nicht den Platz des kranken Jean einnehmen, der ins Krankenhaus ging, um nicht mehr wiederzukommen.

Jacques stirbt mit fünf Jahren.

Nach Jeans Tod zeigte Jacques depressive Züge, eine Regression der verbalen und sozialen Fähigkeiten, Traurigkeit, Appetit- und Schlafstörungen, Alpträume. Dieselbe Depression bei seinen Eltern und bei seiner Großmutter drohte seinen Zustand zu verschlimmern. Da sie nicht wußten, daß ein Kind, selbst ein kleines, Zeit braucht, um trauern zu können, wollten sie ihm beim Vergessen helfen, indem sie jede Spur des Toten verwischten: Gegenstände, Zimmer, Fotos. Die plötzliche Beseitigung dessen, was die Basis der Beziehung zwischen diesen beiden gleichen Kindern gebildet hatte, mußte Jacques noch mehr Schaden zufügen und seine Depression verlängern, mit einer sich verstärkenden, ja sogar irreversibel werdenden Hemmung seiner intellektuellen Fähigkeiten und seiner Aktivität. Nachdem er dieses Stadium des Marasmus überwunden hatte, ist Jacques als Zwilling in eine zweite Phase der Trauer eingetreten, ununterbrochen auf der Suche nach dem anderen Gleichen. Die Erzieherin suchte ihm zu helfen. Jacques begann, er selbst zu sein – vom anderen unterschieden –, trotz all der Dinge, die er weiterhin so erlebte, wie sie sie gemeinsam erlebt hatten. Ein so junges Kind wie er betrachtet einen Zwillingsbruder als ein anderes Selbst. Es weint, wenn sein Bruder geschlagen wird. Damit ein solch junges Kind über den Bruder trauern kann, scheint es unerläßlich, es nicht über dessen Tod im Schweigen zu belassen. Wenn möglich müssen die Eltern die Artikulierung dessen, was das Kind erlebt, fühlt und denkt, begünstigen, unter der Voraussetzung, daß sie ihm zuhören und ertragen können, was das Kind sagt, und es anerkennen. Die Trauer des Kindes aber ist so sehr mit der der Eltern verwoben, daß das überlebende Kind nicht trauern kann, wenn sie selbst den Toten nicht zu betrauern vermögen. Es wird nicht trauern können, weil es nicht nur seinen Bruder, sondern überdies seine Eltern von früher verloren hat. Es wird noch weniger trauern können, wenn die Eltern das verstorbene Kind immer mehr besetzen und dem anwesenden, lebenden Kind die Besetzung entziehen. Im Extremfall fühlt sich das Kind nur noch dann geliebt, wenn es nicht mehr lebt.

### *3. Ein Kind verliert einen Elternteil*

Wir werden jetzt einige Beobachtungen über trauernde Kinder wiedergeben, die von amerikanischen Psychoanalytikern gesammelt und niedergeschrieben wurden. Die Studien sind in verschiedenen Zeitschriften erschienen, deren Referenzen wir in jedem einzelnen Fall angeben. Aus diesen Texten fassen wir die klinische Beschreibung zusammen. Wir folgen jedoch nicht den theoretischen Überlegungen der Autoren. Die detailreiche Präzision und der Reichtum ihrer Beobachtungen erlauben uns – wie jedem anderen Leser –, an ihnen unsere eigenen Überlegungen zur Trauerarbeit zu entfalten.

#### *Anna*

Anna[14] wird im Alter von drei Jahren von ihren Eltern zur Untersuchung gebracht. Sie sind über ihr Stottern beunruhigt, das im Alter von neunundzwanzig Monaten aufgetreten ist. Eines Morgens war sie verwirrt aufgewacht und hatte sie mit folgenden Worten empfangen: ›Mmmmm, mmmm, mmmm, ich kann nicht sprechen.‹ Abgesehen von einigen seltenen Augenblicken stottert Anna seitdem ständig. Das Stottern ist von Ticks begleitet. Anna schlägt sich auf die Schenkel, trippelt auf der Stelle, als müßte sie eine Hemmung überwinden, bevor sie sprechen kann. Ihr Charakter hat sich verändert, Ernährungsängste sind aufgetreten.

Sie ist das erste Kind und neunzehneinhalb Monate alt, als ihre Mutter schwanger wird. Zwei Zwillingsschwestern werden nur sieben Monate später geboren, zu Annas wie auch zu ihrer Eltern Überraschung. Die Mutter hatte mit Anna über diese Geburt gesprochen und nichts Ungewöhnliches bei ihrer Tochter bemerkt.

Als Anna siebenundzwanzig Monate als ist, muß ihre Mutter in der Nacht ins Krankenhaus. Am nächsten Morgen findet Anna ihre Mutter beim Aufwachen nicht vor, ihre Großmutter ist da, um sich um sie zu kümmern. Die Großmutter spricht mit keinem Wort über die Krankenhauseinweisung der Mutter, sondern erzählt Anna, sie sei weggegangen, um Besorgungen zu machen. Diese Besorgungen dauern drei Tage, während derer die Großmutter beschließt, Anna beizubringen, auf den Topf zu gehen. Das war schon vorher versucht worden, ruhig, sanft und ohne großen Erfolg. Die Bemühungen der Großmutter dagegen sind rasch von Erfolg gekrönt, zum Erstaunen der Eltern. Unter anderem hatte die Großmutter zu Anna gesagt, daß sie, wenn sie »nicht auf den Topf« gehe, nichts als ein kleines »schmutziges« Mädchen sei.

Nach der Frühgeburt bleiben die Zwillingsschwestern drei Wochen im Krankenhaus. Zu dieser Zeit wird Annas Zimmer ausgeräumt und sie in ein kleineres einquartiert. Als ihre beiden Schwestern, Helene und Betty, nach Hause kommen, beginnt Anna, mit ihrem Hemd zu spielen und am Daumen zu lutschen. Während eines Familienfestes zwei Monate später, bei dem alle Leute die Zwillinge bewundern und über sie sprechen, zieht sich Anna in eine Ecke zurück, den Daumen im Mund, und beobachtet, ohne ein Wort zu sprechen. Das Stottern setzt am Tag nach diesem Fest ein.

Zwei Monate danach wird Helene krank – sie ist jetzt vier Monate alt – und muß ins Krankenhaus. Sie stirbt innerhalb weniger Tage an einer Pneumonie. Während ihrer Krankheit bleiben die Eltern bei ihr im Krankenhaus, und die Großmutter kümmert sich einmal mehr um Anna und Betty. Anna, die ihre Schwester bisher ignoriert hatte, stellt keine Fragen über Helene, solange sie im Krankenhaus ist, beginnt aber vier Tage nach ihrem Tod über die Zwillingsschwestern zu sprechen. Die Eltern sagen ihr, Helene sei sehr krank gewesen, sie könne nicht mehr nach Hause kommen, und schließlich, sie sei in den Himmel gekommen. Von diesem Augenblick an bricht Annas Sprechfähigkeit zusammen. Zwei Wochen lang tut sie so, als ob beide Schwestern lebten, ungeachtet dessen, was man ihr mitteilt. Schließlich äußert sie den Wunsch, der andere Zwilling, Betty, möge seine tote Schwester begleiten.

Als Anna zwei Jahre und acht Monate alt ist, wird ihre Mutter abermals krank. Die Großmutter kümmert sich mehr als eine

Woche lang um das Mädchen. Annas Sprechschwierigkeiten verschlimmern sich. Sie besucht jetzt eine Vorschule, und dort ereignet sich kurze Zeit später ein Zwischenfall (Anna ist drei Jahre alt), der die Eltern schließlich veranlaßt, den Psychologen um Rat zu fragen. Als eines Morgens eine Gruppe gleichaltriger Kinder sich bei Anna einfindet und ihre Mutter ihnen das Frühstück serviert, bittet Anna, ihr Milch in einer grünen Tasse zu trinken zu geben. Die Mutter gibt die grüne Tasse einem anderen Kind. Anna reagiert überaus aggressiv, sie wirft ihre Milchtasse diesem Kind an den Kopf. Die Mutter ist zornig und noch mehr verlegen, sie schimpft sie, schickt sie hinaus und verhaut ihr in ihrem Zimmer den Hintern. Ab diesem Tag verstärkt sich das Stottern zusehends. Anna ist still, abwesend. Ein Kinderarzt rät den Eltern zur Freundlichkeit und schlägt ihnen vor, ihre Tochter mit Modellierpaste und Wasserfarben spielen zu lassen. Dies war bislang verboten, da es »schmutzig« war.

Während der folgenden Tage scheinen sich die Sprechschwierigkeiten zu mildern. Doch Anna wendet nun ihre Aggressivität gegen ihre kleinere Schwester, die sie mit einer Pistole zu töten vorgibt. Sie spielt ebenfalls, daß sie ihre Mutter tötet. »Es ist leider nicht möglich, ich brauche dich«, sagt sie. Unfähig, mit dieser Aggressivität fertig zu werden und sie zu ertragen, erteilt die Mutter erneut Verbote und beschließt schließlich, Anna zur Beratungsstelle zu bringen.

Bei der ersten Beratung entdeckt man ein anderes Symptom, das ebenso wichtig wie das Stottern ist: eine Insektenphobie, die mit der Furcht vor einer Figur aus Comic-Heften, Zorro, verbunden ist. Dieses Symptom war nach Helenes Tod aufgetreten. Von der Angstidee besessen, ebenfalls »weggehen« zu müssen, ihr Zuhause verlassen zu müssen, suchte Anna ständig die Aufmerksamkeit ihrer Eltern auf Fehler des Anstrichs oder des Gipses an der Decke, auf kleine Risse zu lenken, die sie als Insekten bezeichnete. Ihr Schlaf wurde von Alpträumen gestört.

Dies ist die Zusammenfassung von Annas Krankengeschichte. Wie können wir ihre Geschichte verstehen? Im Alter von sechsundzwanzig Monaten wird Anna plötzlich von ihrer Mutter getrennt, die vorzeitig zur Geburt von Zwillingen in die Klinik geht. In der Folgezeit muß das Mädchen sein Zimmer wechseln und die strenge Haltung der Großmutter ertragen, die Anna zur Sauberkeit erziehen will. Als die Zwillinge zu Hause sind, treten reggressive Symptome auf: Rückzug auf sich selbst und autoerotische Zeichen. Die Symptome verschärfen sich zwei Monate später, als Anna während eines Familiensonntages wahrnimmt, welch hohe Bedeutung ihren Schwestern beigemessen wird. Es fällt schwer, sich nicht vorzustellen, daß sie damals nicht den Tod dieser Zwillingsschwestern gewünscht habe, die ihr die allgemeine Zuwendung entzogen. Diese Wahrnehmung drückt sich sofort in Sprechschwierigkeiten aus.

Im Alter von dreißig Monaten wird Anna abermals unvorbereitet von ihren Eltern getrennt; dieses Mal verschwindet nach wenigen Tagen endgültig eine der Zwillingsschwestern. Anna verleugnet diesen Tod, in ihren Augen beschönigen ihre Eltern ihn. Wenig später freilich wird Anna für die andere Schwester den Todeswunsch klar aussprechen.

Eine Art Wiederholung führt einmal mehr dazu, daß Anna von ihrer Mutter getrennt wird und die Großmutter mit ihren Forderungen ungeschützt erdulden muß. Die Symptome verstärken sich. Doch diesmal werden sie alsbald von einem neuen Symptom begleitet. Anna wird plötzlich aggressiv und projiziert diese Aggressivität auf eine Schulkameradin, der ihre Mutter das gab, worum sie, Anna, gebeten hatte. Annas Ausbruch wird von der Mutter nicht verstanden. Die Symptome verdichten sich. Obwohl die Aggressivität infolge der pädagogischen Ratschläge für die Eltern einen Spielraum findet, ruft sie von neuem eine sehr lebhafte, intolerante Reaktion der Mutter hervor: Anna kann nicht mehr sprechen, und ihre Insektenphobie ist Ausdruck ihrer tiefen Angst.

Ohne Annas eigene Aussagen im Verlauf ihrer Psychotherapie zu kennen, ist es unmöglich, bei den verschiedenen Symptomen zu unterscheiden, was von Trennungsangst, von Rivalität oder von Todesangst herrührt. Ein Ensemble verschiedener Faktoren machte die Ereignisse nicht verarbeitbar. Der erste Faktor war die Unfähigkeit der Mutter, die Gründe für die Feindseligkeit des Kindes zu verstehen, nämlich sein Bedürfnis nach mehr Liebe, trotz der Todeswünsche, die sie den Schwestern gegenüber äußert (trotz und aufgrund von). Weiter haben die Forderungen der Sauberkeitserziehung durch die Großmutter eine Möglichkeit unterdrückt, Aggressivität freizusetzen. Und schließlich sind die Worte der Eltern ihrem Kind gegenüber Lüge: Helene ist »weggegangen«, nicht gestorben, während gleichzeitig Annas Worte bestraft werden: Sie darf weder für sich etwas erbitten noch den Tod des anderen wünschen. Es scheint, als habe die Mutter in ihrem Wunsch, Gutes zu tun, pädagogische Ratschläge angewandt, ohne ihnen wirklich zu vertrauen. Wenn sie sich selbst von ihrer Feindseligkeit Anna gegenüber hätte freimachen können, wäre diese ohne Zweifel nicht gezwungen gewesen, die vielen Hemmsymptome zu erleiden.

*Wendy und Winnie*[15]

Wendy ist ein vier Jahre altes Mädchen. Sie wird in die Vorschule aufgenommen, weil ihre fünfundzwanzig Jahre alte Mutter seit sieben Jahren an einer multiplen Sklerose erkrankt ist. Ihre Schwester, Winnie, ist zweieinhalb Jahre alt. Die Erkrankung der Mutter war für die Kinder nur an den Ruhepausen, die sie jeden Tag einlegte, erfahrbar. Zu Hause ist Wendy oft in der Zeit der Mittagsruhe ängstlich. Sie ist ganz besonders schlecht gelaunt, wenn sie still sein muß, weil ihre Mutter sich ausruht.

In der Vorschule wird den Eltern die Möglichkeit gegeben, über das Verhalten ihrer Kinder zu diskutieren. Beide Eltern verleugnen die Schwere der Erkrankung der Mutter, aber vier Monate nach Wendys Aufnahme in die Schule wird die Mutter wegen eines akuten Rückfalles stationär aufgenommen und stirbt nach zwei Wochen. Einen Monat vor dem Tod ihrer Mutter zeigt sich Wendy ihrer Mutter gegenüber sehr kritisch. Sie schlägt vor, ihre Mutter und sie sollten getrennt mit ihrem Vater in Ferien fahren, nacheinander. Vor allem aber fürchtet sie, daß ihre Mutter stirbt; doch unbewußt wünscht sie es. Das eine hindert das andere nicht, ja, gerade weil sie es wünscht, fürchtet sie es. Eines Tages erklärt Wendy: »Das macht nichts, wenn du stirbst, weil sich dann immer noch Papa um mich kümmern kann.« Ihre Mutter beruhigt Wendy, sie werde so bald nicht sterben.

Drei Wochen vor ihrem Tod spürt Frau W. einen lebhaften Schmerz in ihrer Schulter; Wendy ist beunruhigt und will nicht in die Vorschule gehen. Frau W. spricht mit Wendy über deren Zorn und die Angst, eine kranke Mutter zu haben. Sie sagt ihr: »Mir tut die Schulter weh, ich fühle mich nicht wohl, aber nicht, weil du manchmal wütend bist oder weil du sogar manchmal wünschst, daß ich weggehe. Diesen Schmerz hatte ich schon lange, bevor du geboren wurdest, und die Ärzte sagen, daß es bald besser gehen wird.« Sie fügt hinzu, daß Mädchen sehr oft nicht mit ihrer Mutter zufrieden sind, daß solche Gefühle jedoch keinerlei Einfluß auf die Gesundheit ihrer Mama haben. Wendy scheint erleichtert und geht bereitwillig zur Schule. Zwei Tage später wird ihre Mutter stationär aufgenommen. Der Vater erläutert den Kindern, ihre Mutter sei schon vor ihrer Geburt krank gewesen. Er will seine Traurigkeit nicht länger verbergen. Frau W. stirbt. Wendy ist vier Jahre und vier Monate alt.

Nach dem Tod ihrer Mutter spielt Wendy mehrere Tage lang zwei Spiele, die bedeutungsvoll erscheinen. Eines spielt sie mit ihrem Vater, es heißt das John-Joan-Spiel. Es geht so: Wendy dreht sich um sich selbst, bis entweder sie oder ihr Vater »John« ruft, dann legt sie sich auf die Erde, und auf den Ruf »Joan« hin muß sie wieder aufstehen. Wenn aber ihr Vater an der Reihe ist, den Namen zu rufen, und wenn er »Joan« ruft, bleibt Wendy auf dem Boden liegen anstatt sich zu erheben.

Sie spielt hier ihre bettlägerige Mutter, die nicht aufstehen kann, sie spielt ihre unbewegliche, tote Mutter. Diese Art Spiel formt die Passivität des Kindes vor der toten Mutter in Meisterung der Situation um. Statt zu erleiden, handelt es.

Das zweite Spiel, das während dieser Zeit ebenfalls häufig gespielt wird, ist im Grunde das Gegenstück des ersten. Sie dreht sich um sich selbst, bis es ihr schwindelig wird. Sie fällt zu Boden, erhebt sich dann sehr rasch und sagt lachend: »Du dachtest, ich sei tot, was?«

Als der Vater seinen Kindern den Tod erklären wollte, sagte er ihnen, ihre Mutter habe aufgehört zu atmen, sie sei nicht mehr lebendig, sie könne nichts mehr fühlen, sei für immer fortgegangen, sie werde niemals wiederkommen, sie sei in der Erde begraben, durch einen Kasten mit einem Deckel obendrauf geschützt, nichts könne ihr schaden, ihr wehtun, weder der Regen noch der Schnee noch die Sonne. Wendy hatte gefragt: »Wie wird sie atmen? Und wer wird ihr zu essen geben?« Der Vater hatte nochmals erklärt, Tote atmeten nicht mehr und bedürften keiner Nahrung.

Einige Ausdrücke und Verhaltensweisen Wendys ihrer Großmutter gegenüber sind nicht minder bedeutungsvoll. Als sie zum Beispiel am Tag nach der Beerdigung im Auto zur Vorschule gefahren wird, singt sie ein Lied, dessen Worte sie erfunden hat: »Die Schneeflocken kommen und verschwinden. Ich liebe meine

Mama, und sie ist tot. Ich hasse meine Mama, und ich hoffe, daß sie nie wiederkommen wird. Ich liebe meine Mama und will sie haben.« Am dritten Tag singt sie dasselbe Lied mit denselben Worten, läßt jedoch das »Ich hasse meine Mama« aus. Am sechsten Tag setzt sie dasselbe Lied in die Vergangenheit; »Ich liebte meine Mama und will, daß sie zurückkommt.«

Manchmal benimmt sich Wendy, als sei sie zufrieden, daß ihre Mutter fort ist, besonders beim Essen am Tisch mit ihrem Vater, wo sie Worte und Gesten ihrer Mutter übernimmt und zum Beispiel sagt: »Papa, das ist eine sehr schöne Krawatte, wo hast du die her? Hast du heute etwas Interessantes im Büro getan?« Während eines Familienbesuches suchen ihre Vettern Wendy zu trösten, und erzählen ihr, ihre Mutter sei ein Engel im Himmel zusammen mit ihrem Großvater, sie sei nicht wirklich gestorben. Wendy bricht in Tränen aus: »Mama ist in der Erde.« In der dritten Woche diskutieren Wendy und Winnie am Boden sitzend. Wendy: »Mama kommt wieder, Mama kommt wieder, ich weiß, daß sie wiederkommt.« Winnie: »Mama ist tot, sie kommt nicht wieder. Sie ist in der Erde, auf dem Friedhof.« Wendy: »Nein, sag das nicht.«

In der vierten Woche ist Wendy traurig und sagt: »Niemand liebt mich.« Ihr Vater reagiert mit einer langen Aufzählung der Leute, die sie lieben, aber Wendy erwidert: »Als Mama noch nicht gestorben war, hatte ich nicht so viele Leute nötig. Ich brauchte gerade einen . . .« Die Liebe der anderen kann nicht den Platz der Liebe der Mutter einnehmen, zumindest solange kein anderer an die Stelle dieser Mutter gesetzt wird.

Wendy wiederholt, sie wolle nicht größer werden. Sie will keine große Dame werden, und wenn sie wirklich »wachsen muß«, wolle sie »ein Junge sein und ein Vater werden«. Vater sein heißt, lebendig sein. Eine Dame sein heißt, tot sein. Wendy kämpft gegen die Identifikation mit einer Frau, die stirbt. Wendy fragt: »Wie alt ist man, wenn man stirbt?« »Wie wird man krank?« Ihr Vater versucht, in einfachen Worten über die Krankheit ihrer Mutter zu sprechen und bedeutet ihr: »Du kannst eine lebende Frau werden. Du wirst nicht die Krankheit deiner Mutter haben.«

Wendy hat bis zu diesem Zeitpunkt das Bett genäßt, nach diesem Gespräch nicht mehr. Sie kann nun das Kind-Sein aufgeben und akzeptieren, groß zu werden.

Wenn Wendy mit ihrer Großmutter zur Vorschule geht, fragt sie sie häufig über die Enten auf dem Teich aus: »Frieren sie? Werden sie einfrieren? Wer wird ihnen zu fressen geben?« Durch diese Fragen hindurch fragt Wendy, was mit ihrer toten, begrabenen Mutter geschieht, die jetzt unter Eis und Schnee liegt.

Eines Tages schlägt Wendy vor, man könne so tun, als sei ihre Großmutter ihre Mutter. Sie werde sie Mama nennen, und die Großmutter könne so tun, als sei Wendy ihre Tochter. Die Großmutter antwortet, daß sie versuchen wolle, »so zu tun wie« eine Mutter, doch sie könne nicht ihre Mutter sein; im übrigen sei auch sie sehr traurig über deren Tod.

Durch mehrere Zwischenfälle wird deutlich, daß die Phantasie einer möglichen Rückkehr der Mutter weiterbesteht, aber auch, daß zunehmend das bewußte Wahrnehmen der Realität diese Phantasie zurückdrängt. So läßt sich Wendy etwa erklären, wie das Eis auf dem Ententeich entsteht, und wischt dann die Erklärungen, die sie sichtlich gut verstanden hatte, vom Tisch: »Aber du siehst doch, Großmutter, da ist eine Stelle, die Eisschicht ist da nicht so dick wie anderswo, und da ist es überhaupt nicht gefroren.« Das heißt: Wenn der Boden nicht überall gefroren ist, kann Mama wiederkommen. Die Großmutter räumt ein, daß es schwer ist, zu glauben oder zuzulassen, daß jemand wie die Mama gestorben ist und nie wiederkehren wird. Selbst als Erwachsener glaubt man es nicht sofort. Der Abzug der Besetzung erfordert viel Zeit, und erst wenn die Besetzung vollständig abgezogen ist, ist der endgültige Verlust sicher. Solange sie jedoch in derselben Weise wie zu ihren Lebzeiten geliebt wird, »weiß« man nicht, daß die Person nie zurückkommen wird.

Fünf Wochen nach dem Tod der Mutter stirbt der Großvater mütterlicherseits. Dieser zweite Todesfall wird von Wendy in »realistischer« Weise akzeptiert, ihr Verhalten erscheint den Erwachsenen »akzeptabel«, das heißt, sie drückt ihren Schmerz, ihren Kummer und ihre Trauer aus. Aber unter der Einwirkung dieses neuerlichen Todesfalles entwickeln sich neue Phantasien über die mögliche Rückkehr der Mutter.

Ein Jahr nach dem Tod der Mutter stirbt wiederum ein anderes, weit entferntes Familienmitglied. Während über das Ereignis gesprochen wird, entspinnt sich eine Diskussion um den Sarg. Wendy greift ein: »Wenn er wirklich tot ist, warum muß dann der Sarg komfortabel sein?« Diese Überlegung zeigt, daß keinerlei Unterschied zwischen dem Todesbegriff dieses fünfeinhalbjährigen Mädchens und dem eines Erwachsenen besteht.

Winnie ist beim Tod ihrer Mutter zweieinhalb Jahre alt. Ihr Verhalten ändert sich drei Wochen lang überhaupt nicht. Sobald jedoch der Name ihrer Mutter erwähnt wird, geht sie weg, zieht sich aus der Reichweite der Stimme zurück. Sie sagt sehr deutlich: »Mama ist gestorben, sie wird nie wiederkommen.« Sie singt mit ihrer Schwester das Lied, das diese erfunden hat, aber sie ändert die Worte ab: »Ich liebe meinen Papa«, und wenn sie den Wagen sieht, den ihre Mutter fuhr, behauptet sie: »Das ist der Wagen von Papa.«

Drei Wochen nach dem Tod der Mutter benutzt die Großmutter eines Abends eine von deren Schürzen. Winnie verlangt zornig: »Zieh die Schürze aus!« Wendy greift besänftigend ein: »Das macht nichts, Großmutter, du kannst die Schürze unserer Mama anziehen.«

Winnie begleitet Wendy sehr oft im Wagen ihrer Großmutter zur Vorschule. Sie ahmt ihre Schwester nach, nimmt am Gespräch teil, aber sie zeigt niemals ihren Kummer offen wie ihre Schwester. Andererseits treten erste Symptome auf. Sie gewöhnt sich an, an ihrem Ohr zu ziehen, die Decke in den Mund zu stecken. Als sie einmal nachts ins Bett macht, ruft sie nach ihrer Mutter. Tagsüber benimmt sie sich, als sei ihre Mutter nicht gestorben, freilich ohne jemals ihren Namen zu erwähnen.

In der vierten Woche ißt sie nicht mehr und verliert an Gewicht. Unendlich große Traurigkeit drückt sich in ihrem Gesicht aus. Ihr Vater und ihre Großmutter werden ihr gegenüber zärtlicher, bieten ihr an, mit ihr einige Gänge zu machen, bei denen sie ihre Mutter begleitet hatte. Dann erklärt ihr Vater, Mädchen glaubten manchmal, ihre Mutter wäre krank oder stürbe, weil sie nicht lieb waren, aber das sei nicht wahr. Winnies Symptome verschwinden. Es geht ihr gut, solange sich jemand zärtlich und liebevoll mit ihr beschäftigt.

Beim Tod ihres Großvaters reagiert Winnie in der gleichen Weise wie beim Tod ihrer Mutter fünf Wochen zuvor. Sie versucht jedoch, das Ereignis zu leugnen: »Er ist nicht gestorben, gerade hab ich noch mit ihm gesprochen.« Aber während sie diese Worte ausspricht, zeigt ihr Gesicht tiefe Traurigkeit. Und am folgenden Tag in der Schule halten sich beide Schwestern eine Zeitlang eng umschlungen; Wendy gibt sich Winnie gegenüber überaus mütterlich.

Als die Kinder eine Woche später Geschenke für ein Fest herstellen, sagt Winnie: »Das ist für Mama«, und Wendy verbessert sie: »Das geht nicht, sie ist tot.«

Sechs Monate lang kann Winnie über den Tod ihrer Mutter nicht sprechen. Als sie drei Jahre alt ist, beschließt die Großmutter, die sich bis dahin ohne Unterbrechung um die Kinder gekümmert hatte, das Haus zu verlassen, um ihrem Kummer freien Lauf zu lassen. Jetzt kann Winnie über ihre Mutter reden und ihren Schmerz ausdrücken: »Papa, ich bin traurig. Mama fehlt mir so sehr.« Sie stellt nun eine Menge Fragen über den Tod, das Leben, ihres und das der anderen Familienmitglieder, kurz, sie beginnt mit der Trauerarbeit.

Die Rolle ihrer Schwester als Mutter-Ersatz wird in der Vorschule deutlich: »Es kann kein Haus ohne eine große Schwester geben«, sagt sie den anderen. Zwei Monate später erklärt Winnie einer Freundin: »Meine Mama ist in der Erde.« Einer anderen Spielgefährtin, die sagt: »Mama wird mich abholen«, antwortet sie: »Meine auch, aber nicht richtig, weil sie gestorben ist.« Ein anderes Mal erklärt sie es genauer: »Mama ist tot, sie kann nicht kommen.«

Nachdem ein Vetter ihr erzählt hatte, ihre Mutter sei in den Wolken, sagt Winnie der Lehrerin: »Er meinte, sie sei im Himmel, aber ich glaube nicht daran. Ich weiß, daß sie in der Erde ist.«

Selbst die kürzeste Trennung von einem Familienmitglied bleibt für Winnie eine Quelle der Angst; sie drückt so ihr Schutzbedürfnis aus und verhält sich wie ein Baby. Ebenso reagiert sie auf Streitereien innerhalb der Familie: Der Vater wechselt eines Morgens wenig freundliche Worte mit der Haushälterin; Winnie weint auf dem Weg zur Vorschule und will ihre Großmutter nicht verlassen, die sie wieder nach Hause bringen muß. Als sie gefragt wird, was sie erschreckt habe, sagt sie, sie habe Angst gehabt, die Haushälterin könne »fortgehen«. Als die Großmutter eine Reise unternimmt, erkältet sich Winnie und entwickelt eine Reihe von Ticks, die während der Abwesenheit der Großmutter manifest bleiben.

Wir haben die Trauerarbeit dieser beiden Mädchen im Alter von vier und zweieinhalb Jahren nach dem Tod ihrer Mutter zusammengefaßt. Für Wendy war die Trauer um ihre Mutter möglich dank einiger dafür günstiger Faktoren. Hier ist zuallererst die Tatsache zu nennen, daß der Vater und die Großmutter begonnen hatten, Trauerarbeit zu leisten. Andernfalls hätten sie dem Kind nicht helfen können. Beide bemühten sich zu verstehen, was in Wendy vorging, ohne auch nur eine ihrer Reaktionen, ohne auch nur ein einziges ihrer Worte zu verwerfen, zu verkleinern oder abzulehnen. Sie ließen sie sie wiederholen und sie Szenen spielen, die ihre Mutter tot und sie selbst lebendig darstellten. Sie ermöglichten ihr den Versuch, das Ereignis zu meistern. Schon die Mutter hatte sich so verhalten und auf Wendys Fragen sinnvoll geantwortet. Der Vater und die Großmutter können, jeder für sich und jeder in seiner Rolle, mit Wendy und für sie ins Auge fassen, daß sie eine Frau werden wird. Der Vater sagt zu ihr, »es ist ungewöhnlich, daß eine Frau jung stirbt. Du kannst eine Frau werden, ohne zu sterben«. Ihre Großmutter sagt zu ihr: »Ich bin nicht deine Mutter, aber ich bin auch eine Frau, eine Frau und eine Mutter.« Jeder bietet Wendy so eine weibliche Identifikation an und unterstützt ihre mögliche Zukunft.

Es liegt nicht auf der Hand, daß die Trauerarbeit bei Winnie ebenso sicher geleistet werden konnte. Sie ähnelte ihrer Mutter sehr, und es fiel der Großmutter überaus schwer, sich von ihr zu trennen, und sei es nur, um sie zur Vorschule gehen zu lassen. Ohne Zweifel tat es ihr weh, sie unglücklich zu sehen – noch mehr als bei Wendy. Eine Zeitlang konnte sich Winnie nur wie ihre Mutter und ihre Großmutter verhalten, nämlich die Realität verleugnen. Auch hatte sie noch nicht, wie Wendy, ihren Vater besetzt. Ihre Mutter mußte noch wirklich für sie existieren, während für Wendy die Mutter bereits in ihr lebte. Aber ist es den Erwachsenen tatsächlich möglich, dem Vater und der Großmutter, sich ihrem eigenen Kummer *und* der Verzweiflung zweier Kinder zu stellen?

*Nancy*

Nancy[16] ist fünf Jahre alt, als ihrem Vater bei einem Autounfall der Kopf abgerissen wird. Sie hat eine acht Jahre alte Schwester. Nancy ist ein perfektes Mädchen, das niemals irgendwelche Probleme verursacht hat. Im Augenblick des Todes ihres Vaters ist sie außerordentlich verstört und erklärt: »Wenn Papa tot ist, dann ist das Leben nicht mehr schön. Es ist vorbei.« Sie wurde von ihrem Vater ganz besonders geliebt, und sie war zu ihm stets zärtlich und versuchte, ihn wie eine kleine Frau zu verführen. Nach dem Tod ihres Vaters verhält sie sich anderen Männern gegenüber ebenso und sucht deren Aufmerksamkeit auf sich zu ziehen. Sie erklärt, sie arbeite fleißig in der Vorschule mit, sie sei schön, sie habe eine schöne Frisur, schöne Kleider, sie betrachtet sich bewundernd in den Fensterscheiben und Spiegeln, will ständig Komplimente einheimsen und von einem wissen, wen man lieber habe, sie oder ihre Schwester. Manchmal erscheint ihre gute Laune völlig übertrieben, besonders wenn sie aus dem Wochenende zurückkommt, nachdem ihre Mutter sie einige Tage mit den Großeltern allein gelassen hatte. Obwohl sie behauptet, daß man sich überhaupt nicht um sie gekümmert habe, pfeift sie, singt sie, ist umtriebig und bemerkt ohne Traurigkeit: »Meine Mutter sollte mich in Ruhe lassen und nie wiederkommen, denn hier mache ich alles, was ich gern mache, und überhaupt ist sie nichts wert.«

Nach und nach taucht die Phantasie über ihren Vater auf. Als sie zum Beispiel mit ihren Puppen spielt, erklärt sie: »Papa ist nach New York gereist und kommt mit dem Flugzeug zurück. Hier gibt es kein Bett für ihn, sein Bruder hat seinen Platz eingenommen« (der Onkel hat in der Tat den Vater im Haus ersetzt). Oder ein andermal: »Papa ist der Sandmann, er fliegt ums Haus, schläfert alle ein, aber er verschwindet, sobald es Morgen wird.« Zu ihrem Onkel, einem Arzt, entwickelt sie dieselbe enge, verführerische Beziehung, die sie zu ihrem Vater hatte: »Die Ärzte«, sagt sie, »können alles heilen, die Ärzte sterben nie.« Unglücklicherweise stirbt der Onkel einige Zeit später an einem Herzanfall. In derselben Woche stirbt ebenfalls der Großvater mütterlicherseits. Nach diesen Ereignissen erscheint Nancy verändert, traurig, verängstigt. Sie klammert sich an die Erwachsenen, von Entsetzen vor den Leuten gepackt, denen sie begegnet.

Vor ihrer Therapeutin streckt sie sich auf dem Parkett aus und bittet darum, ausgezogen und genährt zu werden, weint und wälzt sich wie ein Baby. Statt über ihren Onkel oder ihren Großvater zu sprechen, gibt sie ihrer Besorgnis wegen eines Zahns, der durchbrechen wird, Ausdruck. Dann erzählt sie, daß sie die Röteln habe und ihre Mutter mit der Großmutter in New York sei. Auf die Frage: »Und der Großvater?« antwortet Nancy: »Er ist tot umgefallen, ich weiß nicht warum, aber meine Mutter ist wiedergekommen.« Danach spricht sie über den Tod ihres Onkels, nimmt wiederum ein kindlicheres Verhalten an, muß wie ein Baby behandelt werden. Während der folgenden Wochen wird sie zunehmend aggressiver, zerstörerischer, tötet im Spiel ihre Puppen, zerbricht ihre Spielsachen, beschmutzt die Wände. Sie erklärt, daß ihr Vater sterben mußte, weil er älter war, und sie selbst sei die Jüngste, folglich werde sie als letzte sterben. In diesem zerstörerischen Satz erscheint eine gewichtige Rivalität ihrer Schwester gegenüber, sie will rigoros vernichten, was ihre Schwester besitzt. Während eines Gespräches, in dem ihre Therapeutin über die bevorstehenden Ferien spricht, gelingt es Nancy endlich, von dem Unfall zu reden, bei dem ihr Vater starb. Sie erinnert sich noch an das Krankenhaus, in dem sie die Nacht nach dem Unfall verbrachte, und an eine Wiege, die für sie zu klein war. Sie dachte, sagt sie, daß sie wieder ein Baby sei. In dieser Nacht hatte sie tatsächlich ins Bett gemacht. Wir erfahren, daß sie keineswegs, wie alle glaubten, eingeschlafen war, als der Unfall sich ereignete. Sie erinnert sich ziemlich genau an den Augenblick, da das Auto sich überschlug. Als dies erwähnt wird, wird sie plötzlich ängstlich, tritt mit den Füßen und schreit: »Stell mir keine Fragen mehr, stop, stop.« Sie verstopft sich die Ohren, wird unruhig und bleibt es mehrere Monate lang.

Eines Tages fragt sie ihre Therapeutin, wie diese zu sterben wünsche, und fügt hinzu, sie selbst wolle zuvor gründlich leiden. »Alle müssen eines Tages sterben«, sagt sie.

Dies ist der zusammengefaßte Bericht von Nancys Trauer. Gleich nach dem Tod ihres Vaters erklärte sie: »Wenn Papa tot ist, ist das Leben nicht mehr schön.« Danach verstummt sie und zeigt sich von nun an dem Ereignis gegenüber wie unbeteiligt. Während dieser Schweigeperiode bemüht sich Nancy, die Männer um sich herum zu verführen, wähnt sich ihres Erfolges sicher, mehr noch als bei ihrem Vater, dessen Ersatz sie sind. Dies ist nur eine scheinbare Sicherheit, da ihre Suche sich bei allen Männern wiederholt, da ihr keiner wirklich und hinreichend bestätigen kann, daß sie geliebt wird.

Nach einer kurzfristigen Trennung von ihrer Mutter weist sie diese zurück. Sie kehrt die Rollen um, versucht die Situation zu meistern. Dieser Versuch soll sie vor einer Beziehung (zu ihrer Mutter) schützen, die eine Folge von Trennungen einschließen würde. Zur selben Zeit phantasiert Nancy über die Rückkehr ihres Vaters, eine unmögliche Rückkehr: Sein Platz ist eingenommen, und er bleibt unsichtbar.

Der Tod des Onkels und der des Großvaters reaktivieren Nancys

Trauer. Ihr Verhalten ändert sich entscheidend. Sie wird wieder ein Baby, sie kümmert sich nur noch um ihre körperliche Unversehrtheit, um ihren Zahn, wird von Schuldgefühlen überflutet. Den Lebenden gegenüber wird sie destruktiv. Eine neue Trennung wird in Nancys Leben ihre Spur hinterlassen, aber es wird nicht mehr zu einem Bruch kommen, sondern über die Abwesenheit hinweg wird eine Brücke geschlagen werden können. Ihre Therapeutin muß und kann sie ohne Schuldgefühl verlassen. Sie kann es Nancy mitteilen, die jetzt über den Unfall ihres Vaters spricht. Als Zeuge dieses Unfalles hatte sie die Bilder und Affekte stillschweigend in sich bewahrt, ohne jemals die Möglichkeit gehabt zu haben, sie mitteilen zu können. Die drei aufeinander folgenden Sterbefälle von Männern ihrer Familie haben Nancy getroffen, doch sie ist nicht in Hemmung und definitives Schweigen versunken. Sie wurde auch nicht von ihrer Aggressivität überschwemmt, sie hat sich nie selbst zum Objekt ihrer Passivität genommen. Uns erscheint Nancy das gewesen zu sein, was wir ein »gesundes Kind« zu nennen pflegen.

*Martin*

Der sechseinhalbjährige Martin[17] ist das älteste Kind einer Familie, zu der noch ein anderer Junge, der vierjährige Albert, und zwei Mädchen, die zweieinhalb Jahre alte Susi und die eineinhalb Jahre alte Maria, gehören. Susi starb an einem Asthmaanfall mitten in der Nacht. Dieser brutale und völlig unerwartete Tod war von den Eltern in dem Maß »akzeptiert worden«, wie dieser Terminus unter diesen Umständen verwendbar ist. Sie zeigten sich vor allem besorgt über die Reaktionen der anderen Kinder. Insbesondere ist Martin nach dem Tod seiner Schwester überzeugt, daß er bald sterben wird. Seine Lieblingslektüre sind die Todesanzeigen in der Tageszeitung; neben anderen Zeichnungen malt er auch einen Grabstein, auf dem die Namen aller Familienmitglieder stehen.

Zwei Todesfälle haben bereits ihre Spur in dieser Familie hinterlassen: der Tod eines kleinen Hundes, der von einem Auto überfahren worden war, und der eines totgeborenen Jungen vor Martin, über den die Eltern häufig sprechen und den sie »deinen Bruder« nennen. Nach Susis Tod wohnten die Kinder den Trauerfeierlichkeiten nicht bei. Doch ließen der Vater und die Mutter sie den Leichnam im Sarg sehen; sie wollten vermeiden, daß die Kinder sich vorstellen, Susi sei einfach verschwunden. Natürlich hat sich eine beträchtliche Anzahl von Freunden gefunden, die diese Geste kritisierten. Martin hatte vor seinen Eltern weder auf Susis Tod noch auf die Tatsache eine Anspielung gemacht, daß er sie in ihrem Sarg gesehen hatte. Aber an diesem Tag hatte er eine »Asthmakrise«, zumindest für die Eltern war es eine »Krise«, wenngleich ohne reales Substrat für die Ärzte. Er hatte nicht geweint und zeigte seitdem ein lebhaftes Interesse für philosophische Fragen, die sich auf seinen Katechismus-Unterricht bezogen, Fragen wie zum Beispiel: »Wie kann man den Körper sehen, wenn die Seele daraus verschwunden ist?« Wachsende Besorgnis veranlaßte die Eltern, eine Beratung für Martin zu erbitten, zu der er allein erschien. Auf die Frage des Psychiaters: »Was macht dir zur Zeit Sorgen?« hat er ohne Verleugnung und ohne Ausflucht geantwortet: »Ich habe Angst zu sterben.« Das Gespräch wurde in diesem Ton fortgeführt. Martin erzählte, die Furcht habe begonnen, als er den Körper seiner Schwester im Sarg sah. Tatsächlich aber ist diese Erinnerung entstellt, mit Ereignissen verwoben, die mehrere Monate zurücklagen. Die schlimmste Angst erlebte er mitten in der Nacht, und sie schien durch die Rezitation eines Gebetes unterhalten zu werden: »Jetzt werde ich einschlafen, ich bitte den Herrn, meine Seele zu hüten. Wenn ich sterben sollte, bevor ich aufwache, bitte ich den Herrn, meine Seele zu nehmen.« Obgleich nach Martins Worten die Anwesenheit seines Bruders Albert im selben Zimmer und dessen ununterbrochenes Plaudern ihn am Schlafen hindern, beruhigt ihn seine Anwesenheit.

Eine Anzahl von charakteristischen Phantasien kam allmählich ans Licht. Die hauptsächliche Phantasie betrifft das plötzliche Auftauchen eines Fremden, der ihn mitten in der Nacht von seiner Mutter trennen wird und sie, wie ihn, allein läßt. Andere waren durch traditionelle religiöse Vorstellungen von der Hölle, Bestrafungen, Verbrennung determiniert.

Nach diesem ersten Gespräch schien sich Martin wohler zu fühlen. Er versuchte, Kameradschaften zu schließen, und wünschte, Erinnerungsstücke von Susi zu sehen, von seiner toten Schwester, über die er nie sprechen und die er nicht beweinen konnte. Martin und seine Mutter haben eine verschiedene Position in ihrem Verhältnis zu der verstorbenen Susi eingenommen.

Die Psychotherapie wurde auf Martins Bitten hin nach vier Sitzungen beendet, er war sichtlich erleichtert.

Dies ist die Zusammenfassung von Martins Geschichte. Obwohl Martins Eltern ihn den Leichnam seiner toten Schwester sehen ließen, so haben sie ihm doch nie erklärt, was mit diesem toten Körper geschehen wird. Sie haben ihn nicht zur Beerdigung mitgenommen, und Martin hat nie von seiner Schwester sprechen können. Er weiß, daß »die Seele weg ist«. Er weiß nicht, was mit dem Körper geschieht. Er weiß ebenfalls nicht, was »sein« Bruder geworden ist. Was ihn betrifft: Seine Eltern lassen ihn jeden Abend ein Gebet beten, das buchstäblich bedeutet: Während des Schlafes bewahrt der Herr vorübergehend die Seele, beim Tod wird er sie endgültig, für immer bewahren. Jeden Abend wird von Martin verlangt, sich an den Tod zu gewöhnen. Man begreift jetzt seine Schwierigkeiten, einzuschlafen. Wenn seine Eltern nicht durch dieses Gebet die Tatsache ausgedrückt hätten, daß jeder jeden Augenblick sterben kann, hätte sich Martin vielleicht gegen seine Todesfurcht verteidigen können. Martins Asthmaanfall ist eine Manifestation der unmittelbaren Trauer eines Kindes, das sich vorübergehend mit demjenigen identifiziert, den es verloren hat. Wir wissen nicht, was der Psychotherapeut gesagt hat. Er konnte Martin zuhören, als er über seine Furcht zu sterben sprach. Ihre Gespräche sind sicherlich wirkungsvoll gewesen, da Martin schließlich sagen konnte, er sei erleichtert, da er sich neue Freunde machen, um Gegenstände bitten konnte, die seiner verstorbenen Schwester gehört haben. Er vermochte es, nicht mehr sie zu sein.

*Walter*

Walter[18] verliert seine Mutter im Alter von zehn Jahren. Nach einer sich zunehmend verschlimmernden Invalidität stirbt sie an Krebs. Während des letzten Krankheitsstadiums waren Walter und seine Mutter von der Großmutter mütterlicherseits versorgt worden, die sie beide sehr liebten.

Je mehr seine Mutter verfällt und sich nicht um ihn kümmern kann, um so mehr gewinnt er nach und nach seine Großmutter lieb. Sie ist immer da, entspricht seinen materiellen Bedürfnissen, hört seinen Schulerlebnissen aufmerksam zu, lobt ihn für seine Arbeit und nimmt bereitwillig an allem teil, was er erzählt.

Hier kann nicht die Rede von einer neuen Beziehung sein, sondern von einer Beziehung zu jemandem, den das Kind bereits liebte, und die eng und dichter wird. Beim Tod seiner Mutter zeigt Walter einzelne Hemmungen, die häufig bei Kindern auftreten: Er weint nicht, benimmt sich, als bemühe er sich, alle traurigen Gefühle zu verleugnen. Am Tag der Beisetzung schickt man ihn zu Freunden, und als er sie wieder verlassen muß, dankt er ihnen überschwenglich für den »wunderbaren« Tag, den er mit ihnen verbracht hat.

Sein Interesse an den alltäglichen Dingen nimmt keineswegs ab. Er möchte sofort wieder in die Schule gehen und so tun, als sei nichts passiert. Aber er bleibt lange Zeit unausgeglichen, gerät leicht in Zorn. Immer hat er Hunger, ißt viel, vor allem Süßigkeiten.

Als er einige Monate später im Verlaufe einer Auseinandersetzung mit seiner Großmutter ihre Vorhaltungen nicht ertragen kann, droht er ihr, daß er das Haus verlassen werde, und flieht tatsächlich in der Nacht. Seine Großmutter sagt bei seiner Rückkehr zu ihm, daß sie jetzt darüber sprechen müßten, wie unglücklich sie sich beide wegen des Todes seiner Mutter fühlten. Sie erzählt ihm von den Anstrengungen, das Leben seiner Mutter zu retten: Es sei schlimm, daß die medizinische Wissenschaft nicht genügend fortgeschritten sei, um diese schreckliche Krankheit zu heilen. Da gesteht Walter, daß er sich für den Tod seiner Mutter verantwortlich fühle. Zwei Jahre vor ihrem Tod war sie operiert worden und sehr schwach aus dem Krankenhaus heimgekehrt. Sie war dennoch jeden Morgen aufgestanden, um Walter das Frühstück zu bereiten, bevor er zur Schule ging. Jetzt denkt er, wenn sie das nicht getan hätte, wäre sie nicht gestorben. Seine Großmutter beruhigt ihn, dies sei keineswegs der Grund für den Tod seiner Mutter. Im Gegenteil habe ihr die Liebe zu ihm geholfen, solange wie möglich am Leben zu bleiben. Diese Diskussion hat den Jungen erleichtert.

Viele Monate lang versenkt sich Walter in seiner Freizeit in Bücher und lebt das Leben der Romanhelden. Nach dem Gespräch mit seiner Großmutter kann er den Kummer, den er bis dahin verschwiegen hatte, ausdrücken. Als er eines Tages die Lektüre der *Drei Musketiere* beendet, bricht er in Tränen aus und ruft: »Meine drei Lieblingspersonen sind heute gestorben.« Erst als Walter dank der Hilfe seiner Großmutter seine Furcht, den

Tod seiner Mutter verursacht zu haben, und durch seine Lektüre seinen Kummer auszudrücken vermag, kann er sich neuen Aktivitäten offen zuwenden und Freunde finden.

Bei diesem zehnjährigen Kind zeigte sich die Trauer in einer Hemmung, einer Unausgeglichenheit und der Unmöglichkeit, seinen Kummer zu bekunden. Das positive Band zwischen dem Kind und seiner Großmutter hat Walter ohne Zweifel geholfen zu leben. Dies war möglich, weil Walter seine Großmutter schon vor dem Tod seiner Mutter liebte und weil diese selbst den Verlust ihrer Tochter ohne die Schuldgefühle, die der Ambivalenz entspringen, akzeptiert hatte. Aber in ihrem Wunsch, möglichst gut und möglichst getreu ihre Tochter zu ersetzen, war die Großmutter Gefahr gelaufen, es ihrem Enkelkind unmöglich zu machen, zu bekennen, daß ihm jemand fehlte. Er liebte seine Großmutter zu sehr, um ihr diesen Kummer zu bereiten. Man darf annehmen, daß Walter im Alter von zehn Jahren ohne besondere Störungen die verschiedenen Identifikationsstufen durchlaufen und die stabile Identität eines Jungen erlangt hatte. Der Tod seiner Mutter beraubte ihn folglich nicht eines Anhaltspunkts für seine Identifikation. Wie schmerzlich dieser Tod auch für ihn war, Walter verlor – wie der Erwachsene – nur eine Objektbeziehung. Ein jüngeres Kind dagegen, das eine Identifikation noch nicht endgültig gefunden hat, kämpft bei dem Tod eines Elternteils gegen die Entleerung seiner Grund-Identifikations-Punkte.

*Ruth*

Ruth[19] ist fünfzehn Jahre alt, als ihre Mutter an einer Hirnblutung stirbt. In den Monaten zuvor hatte sich Ruth ihr gegenüber besonders ambivalent gezeigt, indem sie ihre Zärtlichkeiten zurückwies und auch »ihre manirierte Art« ablehnte. Unmittelbar nach dem Tod ihrer Mutter beginnt Ruth, sie zu idealisieren. Sie wiederholt vor allen Leuten, daß ihr jetzt »klar wird, welch wunderbare Frau« ihre Mutter war. Dies ist übrigens das Echo dessen, was der Familienkreis immer und immer wieder sagt. Ruth neigt dazu, die realen und während der letzten Jahre ihres gemeinsamen Lebens häufig aufgetretenen Schwierigkeiten auszulöschen. Ihre Kindheitserinnerungen bekommen eine große positive Bedeutung, obwohl diese Jahre, nach ihrem Tagebuch zu schließen, nicht sonderlich glücklich waren.

Wiederholt phantasiert sie, sie sei in der Vergangenheit. Personen, die sie jahrelang nicht gesehen hat, eine Lehrerin, ein Arzt, treten an die Stelle ihrer Mutter, so als wollte sie durch Verschiebung von ihrer verstorbenen Mutter auf die Abwesenden ausdrücken: Die ich verloren habe, kann ich von neuem finden. Sie entwickelt eine intensive Bindung an eine Gruppenleiterin im Ferienlager: Charakteristisch für diese Bindung sind die Enttäuschung, wenn sie zusammen sind, und die mächtige Sehnsucht nach dieser Frau, wenn sie getrennt sind. Nach den Trauerfeierlichkeiten kann Ruth nicht weinen. Sie hat ein Gefühl innerer Leere, eine gläserne Wand trennt sie von allem, was sich um sie herum abspielt. Sie ist tief verstört über diesen Mangel an Affekten und erleichtert, als eine Freundin, deren Vater gestorben ist, ihr berichtet, sie habe dieselben Reaktionen. Kurze Zeit nach dem Tod ihrer Mutter träumt Ruth, ihr Großvater (ihr Vater-Ersatz) beuge sich zu ihr: »Wir wollen unsere Tränen vereinigen.« Dieser Traum erweckt bei ihr intensive Angstgefühle.

Unvermittelt erklärt Ruth: »Ich denke, daß die Woche ziemlich schlimm sein wird.« Und in der Tat wechselt ihre Laune oft. Jede Phase guter Laune bedeutet für sie das Ende ihrer Traurigkeit. Eines Tages schreibt sie einen humorvollen Aufsatz, in dem sie sich selbst dazu beglückwünscht, dieses erste Jahr in der Oberschule »ohne Mißgeschick hinter sich gebracht« zu haben. Zur Rechtfertigung dieser überraschenden Erklärung fügt sie hinzu, diese beziehe sich einzig auf die schulischen Ereignisse. In diesen Phasen der guten Laune träumt sie katastrophale Träume, in denen zum Beispiel sie und ihr Vater aus einer Stadt fliehen, in der sich ein Unglück ereignet hat und wohin sie zurückkehren wollen, um die Sterbenden und Toten zu retten. Andererseits sind Phasen der Traurigkeit von erbaulichen Träumen begleitet.

Einige Monate nach dem Tod ihrer Mutter geht Ruth durch eine Phase der Depression; sie beklagt sich, jetzt nichts mehr von all dem zu mögen, was ihr früher gefiel. Freunde, die Musik, alles, was sie mochte, hat jetzt jeden Reiz für sie verloren. Sie hat den Eindruck, für sich nichts mehr erhoffen zu können. Sie will nur im Bett bleiben. Sie weint häufig. Jede schulische Anstrengung scheint ihr zu schwierig. Ruth schilt sich für ihre unbegründete Traurigkeit oder schiebt ihr Unglück den Differenzen mit ihren Kameraden zu, Schwierigkeiten, die sie tatsächlich seit mehreren Jahren hat.

In der Phase ihrer guten Laune identifiziert sie sich vorübergehend mit ihrer Mutter. Sie besetzt die gleichen Aktivitäten wie sie. In diesen Augenblicken fühlt sie sich außerordentlich wohl.

Manchmal peinigen sie nachts im Bett vage Gefühle der Verzweiflung, der Frustration, der Wut und der Sehnsucht. Sie reißt sich die Kleider vom Leib oder zerrt die Bettücher aus dem Bett, ordnet sie wie einen menschlichen Körper an und hält sie in ihren Armen. Sie fragt sich, ob es ihre Mutter ist, die sie so halten möchte. Wenn sie durch die Zimmer der Wohnung geht, stellt sie mit Bedauern fest, was sich seit ihrer Kindheit alles verändert hat. Die Möbel, die Tapeten wurden im Laufe der Jahre ausgewechselt; ihr eigenes Zimmer hat sich ebenfalls verändert, und wenn sie das Zimmer ihrer Mutter betritt, entspricht nichts mehr ihrer Erinnerung daran.

Spricht sie mit den Leuten, mit anderen, so hat sie mitunter das Gefühl, daß sie sich nicht wirklich an ihr Gegenüber wendet. Unbeteiligt denkt und sagt sie, das sei, als ob sie mit ihrer Mutter spräche; aber es klingt nicht überzeugt.

Als sie sich von jemandem, der ihr wichtig ist, trennen muß, erklärt sie: »Wenn meine Mutter wirklich tot wäre, wäre ich ganz allein.« Oder: »Wenn ich annehmen müßte, daß meine Mutter tot ist, hätte ich schreckliche Angst.«

Im Lauf des zweiten Trauerjahres beginnt Ruth eine strenge Diät. Sie hatte immer Sorgen wegen ihrer Neigung zu Fettleibigkeit, und ihre Mutter hatte sie ermuntert, eine Diät einzuhalten. Ruth schafft es, innerhalb weniger Monate erstaunlich schlank zu werden. Man macht ihr Komplimente über ihr Aussehen. Paradoxerweise reagiert sie, als sei sie enttäuscht; später wird deutlich, daß sie nicht diese Komplimente erwartete, denn sie kommen nicht von ihrer Mutter.

Am Vorabend ihres siebzehnten Geburtstages macht Ruth einen langen Spaziergang über die Felder und erlebt in einer Art Euphorie oder, genauer, in einem euphorischen Traum so etwas wie ein »ozeanisches Gefühl«. Als sie nach Hause zurückkommt, versucht sie, ihrem Vater zu beschreiben, was sie soeben erlebt hat, aber sie hat den Eindruck, daß er sie nicht versteht, und ihre gute Stimmung verwandelt sich in Enttäuschung. In der Nacht vor ihrem Geburtstag wird sie von einem unkontrollierbaren Heißhunger ergriffen, der mehrere Wochen anhält.

Kurz vor der Wiederheirat ihres Vaters phantasiert sie, ihre

Mutter kehre zurück und sei auf ihren Vater böse, der behaupte, er habe mehr Rechte an ihrer Mutter als sie. Drei Jahre nach dem Tod ihrer Mutter heiratet der Vater wieder. Ruths Gefühle sind gemischt, ein wenig so, als sei ihr Vater unzufrieden gewesen oder über ihre Mutter unzufrieden geworden und habe sie hinausgeworfen oder als beginge er Ehebruch. Sie meint, der Platz der Mutter hätte frei bleiben müssen. Sie träumt, ihre Mutter beobachte ihren Vater und seine neue Frau in ihrem Schlafzimmer. Als sie diesen Traum erzählt, denkt sie, ihr Vater müsse seiner ersten Frau, der er Unrecht tue, Rechenschaft ablegen. Nach der Wiederheirat bildet sie sich von neuem die Rückkehr ihrer Mutter ein – sie gehen zusammen weg und lassen das neue Ehepaar hinter sich zurück.

Sehr häufig verwendet Ruth das Präsens, wenn sie von ihrer Mutter spricht, und gesteht – drei Jahre nach deren Tod –, daß sie in ihrem Zimmer eine seit langem verdorrte Pflanze aufbewahre, die sie weiterhin begieße. Müssen wir hinzufügen, daß diese Pflanze ihre Mutter symbolisiert, eine Tote, um die sie sich kümmert, als sei sie am Leben?

Es müsse möglich sein, denkt sie, fünf Jahre lang tot zu sein und dann wiederzukommen. Sie verhält sich, als erwarte sie etwas oder jemanden. Vier Jahre nach dem Tod ihrer Mutter muß Ruth ihren Therapeuten während der Sommerferien verlassen. Anläßlich einer Kantate, die sie singt und in der der Chor die Verzweiflung von ertrinkenden Kindern ausdrückt, schreibt sie: »Mama, liebe Mama, wo sind deine Arme, um mich zu halten? Wo ist deine Stimme, um den Sturm weit wegzujagen? Kann niemand hier mir helfen? Kannst du mich hören, Mama?« Der Autor dieser Sätze, sagt Ruth, hat ihre eigenen Gefühle ausgedrückt.

Dies ist das Resumé vom Fall Ruth. Die Stimme des anderen zu hören, vom anderen gehört zu werden, scheint auf die Notwendigkeit konkreter Hilfen hinzuweisen, damit eine Person präsent ist, die noch nicht introjiziert wurde. Beruht dies auf Ruths psychischer Struktur oder ist es eine spezifische Schwierigkeit des Adoleszenten? Für einige Autoren ist die Adoleszenz durch »Trauer« gekennzeichnet – Trauer über die ödipale Zeit –, während der die Besetzung der Eltern-Objekte abgezogen werden muß.

Augenscheinlich hat Ruth nach vier Jahren immer noch nicht die

Trauerarbeit über ihre Mutter abgeschlossen. Während all dieser Jahre verharrt sie in demselben Zustand der Hemmung, der inneren Leere. Die Welt, die sie umgibt, ist kalt und eisig. Manchmal hat sie ein Gefühl der Fremdheit, aber verbindet ihre Gedanken und ihre Traurigkeit nicht mit dem Gedanken an den Verlust ihrer Mutter. Sie »weiß nicht« oder »weiß nicht mehr«, daß traurige Gefühle an traurige Gedanken gebunden sind.

Ihre intensive Liebe, mit einer ebenso intensiven Aggressivität gepaart, hindert Ruth, sowohl das eine wie das andere auszudrücken. Die Aggressivität wird völlig annulliert. Die Liebe oder vielmehr die Person ihrer Mutter wird idealisiert. Auf diese Weise verkennt Ruth ihre Ambivalenz. Da sie dieser Ambivalenz nicht die Stirn bieten kann, erhält sie sie aufrecht und wird selbst in der Trauer festgehalten. Der unbewußte Anteil dieser Ambivalenz vergrößert das Schuldgefühl. Dieses wird verdrängt oder auf den Vater projiziert, der sich in den Augen seiner Tochter durch seine Wiederheirat des Verrats schuldig macht.

Ihre Träume drücken aus, was Ruth sich nicht eingestehen kann: ihre Liebe zum Vater (die neue Frau des Vaters übernimmt diese Rolle), ihre Aggressivität ihrem Vater gegenüber (ihre Mutter urteilt über das neue Paar). Der zweite Traum zeigt abermals den Wunsch, mit ihrem Vater zusammenzusein (»Wir wollen unsere Tränen vereinigen«). Aber diesen Wunsch verdrängt Ruth: »Bei diesem Traum erfaßt mich Entsetzen.«

Nach den Worten Ruths und denen ihres Therapeuten zu schließen, scheint der Vater seiner Tochter nicht geholfen zu haben. Ist dies wirklich der Fall oder kann Ruth diese Hilfe nicht annehmen?

Die unmögliche Trauerarbeit Ruths scheint uns im wesentlichen an ihre Ambivalenz und an eine Struktur gebunden zu sein, die jeden Ausdruck, jedes Verdeutlichen oder Verbalisieren ihrer Affekte verbietet. Ruth hatte ihre Mutter verloren – ihre einzige Mutter –, ihr Vater hatte seine Frau verloren – nicht die einzige mögliche Frau. Jeder gesteht dem anderen dieselbe Trauerzeit zu, da er bei ihm dieselbe Beziehung annimmt. Hier liegt einer der häufigsten und am wenigsten berücksichtigten Gründe für die Schwierigkeiten, die im Laufe einer gemeinsamen Trauer auftreten. Wenn eine Familie eines ihrer Mitglieder verliert, ist es für jeden Überlebenden überaus schwierig, den Unterschied in dem erlittenen Verlust anzuerkennen. Jeder sieht den Verlust so, jeder denkt über den Verlust so, wie er ihn selbst erlebt. Eine Differenz im Kummer wird verneint. Andererseits führt die Verleugnung der Ähnlichkeit den möglichen Dialog ebenfalls in eine Sackgasse: »Du erlebst nicht den gleichen Schmerz wie ich, du kannst es nicht verstehen, du bist mir nicht ähnlich, du kennst mich nicht. . . Ich erkenne dich nicht wieder.« Hier sind nochmals beide Arten der Verleugnung des anderen: Er ist nicht von mir verschieden, er ist mir nicht ähnlich.

## *V. Kapitel*
# Trauern

Eine Zusammenfassung ist unmöglich. Diese Texte und Worte können nur jeden einzelnen zu eigenen Überlegungen anregen. Wir haben eine andere Analytikerin, Guite Guérin, Mitglied der Ecole Freudienne von Paris, gebeten, einige Gedanken wiederaufzunehmen und eine Skizze über die Trauer zu entwerfen.

Der dreizehnjährige heranwachsende Niles, dessen Geschichte aus *The Other* wir erörtert haben, kann nicht um seinen Zwillingsbruder trauern. Aufgrund seiner massiven Identifikation mit dem Toten – einer exemplarischen narzißtischen Identifikation – kann er nicht trauern. Diesem Identifikationstyp, der bei Zwillingen üblich ist: »Er ist ich, ich bin er«, begegnet man auch bei anderen Zweierbeziehungen, obschon minder ausgeprägt und weniger intensiv. Die narzißtische Identifikation läßt der Desidentifikation keinen Platz. An die Stelle der Trauer treten, wie bei diesem Jugendlichen, die Verleugnung der Realität, die Verleugnung des Objektverlustes und die psychotische Dekompensation: Der andere ist nicht tot.

Die zweite Stimme der Psychose sagt: Ich bin der Tote. Damit beginnt ein melancholischer Zustand. Dies hätte auch bei Niles der Fall sein können, wenn er nicht in seiner Umgebung auf Schweigen und auf die Möglichkeit zum »Spiel« gestoßen wäre; beide begünstigten, mit Unterstützung der Großmutter, die Verleugnung der Realität. Dem melancholischen Zustand kann eine manische Phase vorangehen, deren euphorische Symptome ebenfalls den Verlust und die Schuld verleugnen.

Den Tod des anderen anzunehmen heißt, für immer auf seinen Blick, seine Stimme und Zärtlichkeit, die Träger des Austausches mit ihm sind, zu verzichten, anders ausgedrückt: für phantasierte gemeinsame Vorhaben keine Zukunft mehr zu haben, kurz, den Schlußpunkt unter die Partitur eines der Instrumente unserer phantasierten Symphonie zu setzen.

Wenn bestimmte Bedingungen erfüllt sind, ist die Trauer um ein Liebesobjekt möglich. Man muß sich von der Todesursache desidentifizieren können, von Gedanken oder unbewußten Todeswünschen der Art: Ich habe ihm weh getan – ich habe ihn nicht so gut behandelt, wie ich es hätte tun müssen – ich hätte seinen Tod verhindern können – ich habe ihn nicht genug geliebt. Soweit diese Gedanken unbewußt sind und bleiben, führen sie zu Gewissensbissen und zu Schuldgefühlen. Sind sie bewußt, werden sie für das Subjekt zerstörerisch, sofern sie der Widerhall derselben unbewußten aggressiven Phantasien sind.

Eine weitere Grundvoraussetzung ist, daß der eigene zukünftige Tod als Schicksal akzeptiert werden kann. Dies erlaubt den Gedanken, der Verstorbene habe selbst seinen Tod zu akzeptieren vermocht, und ebnet in gewisser Weise der Trauer den Weg. Der Tod ist kein Unfall. Welches auch immer die unmittelbare Todesursache sein mag, er ist unvermeidbar, er mußte eintreten, er ist eingetreten.

Schließlich eine letzte Grundbedingung, die in den meisten Fällen fehlt: Der Tod darf einen früher verdrängten, nicht verarbeiteten Verlust nicht wiederbeleben. Die Summe der Verluste kann dann zu hoch sein und die Mobilisierung der Gefühle völlig blockieren. Das Zusammentreffen dieses Todes an dieser Stelle unseres Lebenswegs mit dem Verzicht auf die Liebesobjekte, die die ödipale Phase begleiten, wirft einen Wall auf, der die ganze Affektivität des Subjektes eindämmt. Während der ödipalen Phase hat der Mensch Liebesobjekte besetzt – Vater und Mutter – und seine Liebe von dem einen auf den anderen übertragen. Jedes andere, spätere Liebesobjekt ist ein Repräsentant dieser ersten Liebesobjekte, wenn ihnen nicht die Besetzung entzogen wurde. Wenn das Subjekt auf diese Liebesobjekte verzichten konnte, wenn es ihnen die Besetzung entzogen hat, brauchen die neuen Objekte nicht deren Repräsentanten zu sein. Das Subjekt wird für sich selbst lebendiger Junge, lebendiges Mädchen sein. Es wird durch seine eigenen Wünsche an seine Liebesobjekte gebunden sein, deren innerer Verlust möglich wird. Ist die Affektivität beweglich, so kann der Verlust eines Liebesobjektes durch den Tod nach der notwendigen Trauerzeit verarbeitet werden.

Hat das Subjekt im Laufe seiner Entwicklung die Besetzung von seinen ersten Liebesobjekten noch nicht abgezogen oder hat es die Besetzung nicht vollziehen können, so löst jeder Verlust oder jeder Tod einen Prozeß aus, der die innere Existenz dieser Objekte berührt. Die Geschichte dieses Prozesses hängt von der psychischen Struktur eines jeden einzelnen ab.

Auch wo Trauer möglich ist, bedarf sie auf jeden Fall einer gewissen Zeit und geht durch eine mehr oder weniger lange Phase der Idealisierung des Verlorenen. Dies ist eine Art Überbesetzung, die dem Abzug der Besetzung vorausgeht. Wenn die Trauerarbeit beendet ist, erlaubt sie einerseits die Projektion des verlorenen Objektes in Form von Erinnerungen, Worten, Handlungen und Lebensweisen, die dem Toten und dem eigenen Selbst gemeinsam sind, andererseits die affektive Besetzung eines neuen Objektes, die Entwicklung einer neuen Liebe.

Wird die Trauerarbeit unmöglich, so führt die Verdrängung des Verlustes dazu, daß die frühere Beziehung vernichtet wird und zugleich erhalten bleibt. Dies charakterisiert die Zwangsabwehr. Eine andere Art, die Beziehung zum Toten fortzusetzen und seinen Verlust zu vermeiden, ist die Umwandlung unserer Gefühle für ihn in ihr Gegenteil. Liebe wird Haß: Ich liebe ihn nicht – ich hasse ihn – ich weise ihn ab – ich verliere nichts. Eine aggressive Beziehung wird ewige Liebe: Ich will ihm nichts Böses – ich habe ihm nichts Böses getan – ich habe ihn nicht getötet – ich liebe ihn. Die Aufhebung der Beziehung oder die Verwandlung der Gefühle für den Toten in ihr Gegenteil erspart die schmerzliche Trauerarbeit. Auf halber Strecke zwischen der Trauer und ihrer Verdrängung liegt der wiederholte und immer wiederholte Versuch, Trauerarbeit zu vollbringen. Das Subjekt verfängt sich in einem Wiederholungszwang. Da es seinerzeit den Verlust des Liebesobjektes nicht akzeptieren konnte, wiederholt es die gleiche Situation, die gleiche Beziehung, den gleichen Besetzungstyp mit anderen Liebesobjekten. Es versucht, diesen neuen Anderen leben zu lassen, und bemüht sich gleichzeitig, seinen Verlust zu akzeptieren. Auf diese Weise erzeugt das Subjekt, gegen seinen Willen, dieselbe Verlustsituation, die es immer und immer wieder durchleben muß. Unbewußt glaubt es, dadurch den Verlust auszugleichen, den es, seiner Meinung nach, erlitten hat und erleiden ließ. Alles spielt sich so ab, als denke es: Ich lebe in einer Liebesbeziehung, die ich auf glückliche Weise einbüßen muß. Das Subjekt sucht bewußt das glückliche Ende dieser Beziehung, ohne zu wissen, daß es unmöglich ist, die erfolgreiche Verarbeitung dieses Endes vorwegzunehmen. Damit ein Kind, sobald es sprechen kann, Trauerarbeit leisten kann, müssen folgende Bedingungen erfüllt sein:

– Es muß eine Beziehung zum anderen bestehen, deren Ambivalenz nicht die Liebe unterdrückt,

– die Beziehung darf nicht zu einer solch starken Identifizierung mit dem Toten führen, daß der Lebendige selbst »tot« wird,
– es muß den eigenen Tod wie den des anderen akzeptieren können,
– durch die gegenwärtige Situation darf frühere, nicht verarbeitete Trauer nicht wiederbelebt werden.

Unsere eigenen klinischen Beobachtungen und die unserer Kollegen belegen, daß der Tod für das Kind, vom Beginn des Spracherwerbs an, eine Bedeutung besitzt, die man schwerlich von der des Erwachsenen unterscheiden kann. Ein scheinbarer Unterschied, der oft zitiert wird, um die Wahrnehmung des Todes durch ein Kind zu leugnen, liegt in der großen Labilität und der extremen Mobilität seiner Aufmerksamkeit und seiner Affekte.

Beim Kind wohnen Weinen und Lachen dicht beisammen. Jeder Augenblick scheint den vorherigen aufzuheben. Aber es handelt sich nur um einen vorübergehenden Schein ohne Beziehung zu dem tieferen Gefühl, das durch den Verlust gekennzeichnet ist. Man weiß, daß depressive Zustände und andere psychopathologische Störungen um so häufiger und gewichtiger sind, je früher sich der nicht verarbeitete Verlust ereignete. Je weniger reif der Embryo ist, desto schädlicher ist die geringste Verletzung. Je jünger das Kind ist, um so größer sind die Auswirkungen der Verletzung. Darüber hinaus ist das Gefühl der Dauer, der subjektive Zeitbegriff, nicht derselbe für das Kind und für den Erwachsenen.

Selbst wenn es einem Kind gelingt, sich einen, zwei oder drei Tage im voraus vorzustellen und vorauszuplanen, unterscheidet sich die Wahrnehmung dieser Dauer von der des Erwachsenen. Dies führt für das Kind zu einer subjektiv längeren Dauer der Trauer als für den Erwachsenen.

Wenn ein Kind krank war, körperlich betroffen, oder wenn es ein Familienmitglied verloren hat, sucht es zu begreifen. Von Anfang an wird deutlich, wie wichtig die Umgebung ist. Wenn sie sich weigert, zuzuhören, hemmt sie die Neugierde des Kindes; wenn sie aber zuhören kann, begünstigt und begleitet sie das Kind in seinen Nachforschungen. Der Erwachsene operiert ungewöhnlich häufig gegenüber einem trauernden Kind mit einer Reihe von Klischees und mit Forderungen an sein Verhalten, die gänzlich widersprüchlich sind: »Ein Kind versteht nicht, was der Tod ist – es ist unbeteiligt – es ist zu klein, um mit ihm darüber zu reden«

usw. Auf diese Weise wird das Kind vom Erwachsenen im Stich gelassen. Es muß sich in seiner Not selbst helfen. Es träumt und sucht Befriedigung im Hin- und Her-Schaukeln, Daumenlutschen, Bettnässen. Seine physiologischen Reaktionen geraten häufig durcheinander. Anorexie oder Heißhunger treten an die Stelle normalen Appetits. Es schläft schlecht, von Alpträumen geplagt. In Träume versinken, sich zusammenkauern, den Körper wiegen, mit halb geschlossenen Augen am Daumen lutschen, der von einem Stück Stoff umwickelt ist – dies ist das Bild eines Kindes, das keinen Anteil mehr an der Welt nimmt und seine Sinne, Geschmack, Geruch und Gefühl befriedigt, indem es einen Rhythmus und eine Beständigkeit wiedererschafft, die durch den Verlust des anderen zerstört wurden.

Ohne bis zu dieser Regression, bis zum Autoerotismus zu führen, kann das Leiden sich in Aufmerksamkeitsstörungen, Schulschwäche oder Sprachstörungen äußern sowie in Angstsymptomen wie Zwanghaftigkeit, Phobie, Riten, Ticks, Apathie, Einsamkeits-, Dunkel- oder Fremdenangst. Ununterbrochenes, sinnloses Geschwätz und unkontrolliertes Agieren sind Zeichen einer unterschwelligen Angst. Weniger augenfällig ist der Rückzug ins Schweigen, der dramatische Folgen haben kann, da er häufig nicht bemerkt wird. Wenn ihm in dieser Lage niemand zu Hilfe kommt, wird das Kind krank: Schnupfen oder gastrointestinale Beschwerden, irgendeine Krankheit, deren Symptom an das des Verstorbenen erinnert.

Wenn das Kind klein ist, verhält es sich durch seinen Autoerotismus antisozial, wenn es größer ist, durch Lüge, Diebstahl, Flucht, Delinquenz. Eine Mittelstellung nimmt der chronische Verlierer ein: Vor langer Zeit hat er einen Elternteil, einen Bruder oder eine Schwester verloren, jetzt verliert er seine Schulsachen, Kleider, Taschengeld, Spielzeug. Das Kind identifiziert sich mit dem verlorenen Gegenstand, der Teil von ihm ist, und mit dem Elternteil, der ein Objekt verliert, wie er sein Kind verloren hat. Dies ist ein manifestes Symptom, daß der Verlust im Unbewußten nicht ein für allemal akzeptiert wurde und sich ohne Unterlaß wiederholt. Man findet es auch bei einem Kind, das sich nicht geliebt fühlt. In gewisser Weise verliert es dauernd seine Eltern, weil es dauernd ihre Liebe verliert. Es agiert diesen Verlust, indem es an beiden Positionen teilnimmt: derjenigen, nicht zu lieben, und der, nicht geliebt zu werden.

Wie beim Erwachsenen sind die Schuldgefühle integrierter Bestandteil des Trauerzustandes. Sie können bewußt sein, das Kind denkt, der Tod des anderen sei seine Schuld. Es denkt an das Böse, das es ihm zufügte, als er noch da war, an seinen Zorn auf ihn, gerade als er krank wurde oder seinen Unfall hatte. Es kann sogar denken, es verdiene, selbst zu sterben. Dieser Wunsch verknüpft seine Bestrafung mit seinem Bedürfnis, dem Toten zu folgen. Treffen diese Gedanken auf eine unbewußte Strömung großer Aggressivität, ist das Resultat der bewußte Rückzug auf sich selbst, eine Hemmung, eine Abnahme der schulischen Leistungen.

Die Gleichung Krankheit = Tod ist ein anderes häufiges Schuldsymptom des Kindes. Jedes beliebige Symptom – Temperatur, Husten, Schnupfen, leichte Verletzung, Schürfwunde, Bauchweh – läßt es befürchten, wie der andere zu sterben. Diese Furcht kann sich bis zur Furcht vor dem Arzt, dem Krankenhaus, vor Spritzen, vor Pflegemaßnahmen konkretisieren. Alle diese Leiden und Furchtzustände sind gerade deswegen so verheerend, weil das Kind darüber nicht spricht oder über sie nur scherzen kann.

Das Kind reproduziert sehr früh im Spiel den Verlust. Es zündet Streichhölzer an und löscht sie, es füllt und leert Waschbecken, schüttet selbst den Nachttopf aus, zeigt seine Spielsachen und versteckt sie – in gewisser Weise handelt es sich hier um symbolischen Mord. Später bietet es dem Tod – Verschwinden – in anderen »rituellen« Spielen die Stirn. Indianer und Cowboys bringen sich gegenseitig um, Insekten, Schmetterlinge oder anderes Getier werden verfolgt und grausam vernichtet. Je größer die Angst des Kindes ist, um so stärker ist sein Versuch zu töten. In diesen Spielen drückt es seine Aggressivität in Übereinstimmung mit und nach Maßgabe seiner Angst aus. Wie soll man darauf antworten? Seine Wünsche nach Kreativität sollten unterstützt, seine Neugierde auf das Leben und den Tod sollte befriedigt werden. Ob es sich nun um Tod oder um Geburt handelt, das Kind stellt sich Fragen und lernt zu überlegen, wenn der Erwachsene ihm nicht alle Wege versperrt.

Das Kind kann versuchen, die Schuldgefühle zu vertreiben, indem es sich die Hilfe, die es seinem Bruder war, und ihre gemeinsamen Jugenderinnerungen ins Gedächtnis zurückruft. Wenn es sich an dem Tod seines Bruders mitschuldig wähnt, versucht es, durch unverschämtes, aggressives Benehmen seine Eltern oder seine Lehrer zu Bestrafungen zu provozieren. Es kann sich auch selbst bestrafen. Die Schuldreaktionen des Kindes hängen selbstverständlich von seinem jeweiligen psycho-affektiven Entwicklungsstand und seinen früheren Beziehungen zu dem Verstorbenen ab. Sie hängen auch von der Intensität der Schuldgefühle der Eltern oder des überlebenden Elternteils ab, und dies auf zwei Wegen: Einerseits identifiziert sich das Kind mit den (dem) Eltern (Elternteil) und folglich mit ihrem (seinem) Schuldgefühl. Andererseits kann der überlebende Elternteil das Kind – bewußt oder unbewußt – beschuldigen, wie er sich selbst beschuldigt, das Kind als gefährlich, als schlecht behandeln und ihm sein Vertrauen vorenthalten. In diesen Kontext von Schuldgefühlen und latenter Feindseligkeit paßt auch, das Kind übermäßig zu behüten. Der überlebende Elternteil schützt es so vor der eigenen Feindseligkeit oder er schützt es, weil er sich selbst nach dem Tod des anderen seiner eigenen Güte, seines Vermögens, das Kind leben zu lassen, nicht mehr sicher ist. Kurz, er will seine Schuldgefühle verkleinern oder sie teilen. Die Projektion derartiger Gefühle auf das Kind erzeugt bei diesem den Eindruck, für vergangenes und kommendes Unglück verantwortlich zu sein. Es ist schuld am Familienleid.

Wenn eine Familie eines ihrer Mitglieder verliert, muß jeder der Überlebenden zu dem anderen eine positive Beziehung bewahren. Dies kann die Wahl eines Sündenbockes außerhalb der Familie zur Folge haben: Arzt, Pfleger oder Krankenhaus, Verwaltung. Andererseits übersteht die Einheit mancher Familien nicht den Tod eines Kindes, wenn dieses nicht ein Band, sondern eine Kette zwischen beiden Elternteilen war. Der Preis für eine Wieder-Vereinigung mag in diesen Fällen die Geburt eines neuen Kindes sein.

Wir nehmen an, daß der Trauervorgang und seine Mechanismen beim Kind und beim Erwachsenen bis auf wenige Unterschiede ähnlich sind. Wenn ein Elternteil real nicht mehr da ist, so kann er doch im Denken des Ehegatten gegenwärtig sein und positiv vor dem Kind erwähnt werden. In diesem Fall bedingt die reale Abwesenheit der Person nicht ihre Abwesenheit als Identifikationsobjekt.

Die Idealisierung hat für das Kind fraglos einen bedeutsamen, weil notwendigen Platz. Abgesehen von der effektiven Verfügbarkeit eines Elternteiles muß das Kind diesen als Guten, Mächtigen, Großzügigen, Liebenden erhalten, das heißt: als Identifikationsobjekt außerhalb der Reichweite seiner Aggressivität. Es wird sich häufig mit einem idealen Bild identifizieren. Die Idealisierung des verstorbenen Elternteils kristallisiert alle positiven Gefühle des Kindes an den verstorbenen Elternteil, die negativen Gefühle werden auf den Lebenden oder den Ersatz des Verstorbenen übertragen. Dies ist eine Quelle zusätzlicher Schwierigkeiten, wenn ein Elternteil wieder heiratet. In gleicher Weise reservieren adoptierte Kinder, die ihre Adoption sehr spät erfahren, fortan ihre Liebesgefühle für ihre »wahren« – abwesenden – Eltern und ihre Feindseligkeit für die »gegenwärtigen« Adoptiv-Eltern.

Damit die Idealisierung aufrechterhalten werden kann, ist eine Aufspaltung in den Gedanken des Kindes und den besetzten Objekten notwendig. Die zärtlichen Gefühle werden auf bestimmte Objekte, die feindseligen Gedanken auf bestimmte andere übertragen. Ein zweiter Aufspaltungstyp, ein weiterer Abwehrmechanismus gegen die Auswirkungen des Objektverlustes, ist die Trennung der Gedanken über den Tod und der Trauer, die bar jeden Affektes auftreten, einerseits von den schmerzlichen, quälenden und depressiven Gefühlen, die von jedem bewußten oder vorbewußten Gedanken losgelöst erscheinen, und andererseits kann eine Spaltung zwischen dem Bewußten und dem Unbewußten eintreten. Für das eine hat der Tod stattgefunden, für das andere nicht. Der Widerspruch eines unbewußten Gedankens zur Realität, hier zum Tod, führt zur Verleugnung, von der Freud[20] ein Beispiel berichtet: »Aus der Analyse zweier junger Männer erfuhr ich, daß sie beide den Tod des geliebten Vaters im zweiten und im zehnten Jahr nicht zur Kenntnis genommen, ›skotomisiert‹ hatten, – und doch hatte keiner von beiden eine Psychose entwickelt. [. . .] Da war also ein gewiß bedeutsames Stück Realität vom Ich verleugnet worden, ähnlich wie beim Fetischisten die unliebsame Tatsache der Kastration des Weibes. [. . .] Es stellte sich nämlich heraus, daß die beiden jungen Männer den Tod ihres Vaters ebensowenig ›skotomisiert‹ hatten wie die Fetischisten die Kastration des Weibes. Es war nur eine Strömung in ihrem Seelenleben, welche den Tod des Vaters nicht anerkannt hatte; es gab auch eine andere, die dieser Tatsache vollkommen Rechnung trug, die wunschgerechte wie die realitätsgerechte Einstellung bestanden nebeneinander. Bei dem einen meiner beiden Fälle war die Spaltung Grundlage einer mittelschweren Zwangsneurose geworden; in allen Lebenslagen schwankte er zwischen zwei Voraussetzungen, der einen, daß der Vater noch am Leben sei und seine Tätigkeit behindere, und der entgegengesetzten, daß er das Recht habe, sich als den Nachfolger des verstorbenen Vaters zu betrachten.«

Das Kind verleugnet hier den Tod. Es kann wie der Erwachsene auch den Wert der früheren Beziehung leugnen: »Er ist weggegangen – ich liebte ihn nicht – er war nichts für mich – für mich hat er nie existiert.« Der positive Wert der Beziehung zu dem Verstorbenen wird verleugnet. Es kann sogar die Beziehung selbst verleugnet werden: »Ich kenne ihn nicht.« Schließlich wird selbst die Existenz des anderen aufgehoben: »Er hat nie existiert, ich habe nichts verloren.« Diese Verleugnungsmechanismen dem Tod gegenüber führen unter Umständen zu einer Pseudodebilität, die auf bestimmte Themen oder bestimmte Gebiete zentriert ist, zum Beispiel das Alter, die Vergangenheit, die Zukunft, die Zeit, die Dauer, den Ursprung und die Ursache.

Auf der anderen Seite kann sich das trauernde Kind darin gefallen, sich den Verstorbenen bei seinen täglichen Aufgaben vorzustellen, indem es mit ihm wie zuvor zusammenlebt und ihn zum Gefährten geheimer Spiele macht. Von dem unkontrollierten Anwachsen des Spiels und dem vorübergehenden Glauben an es abgesehen, unterscheidet sich dieses innere Leben nicht deutlich von den Gedanken des Erwachsenen über den Toten und die Wiederauferstehung der Erinnerungen.

Verliert ein kleines Kind einen Elternteil, so verliert es, wie der Erwachsene, ein Liebesobjekt. Wenn aufgrund der intensiven Liebe oder aufgrund eines bestimmten Entwicklungsstadiums dieser Verlust nur schwer verarbeitet werden kann, füllt ein Mechanismus den Verlust aus: die Identifikation mit dem Objekt. Diese Identifikation ist vorübergehend (oder nicht). Sie dauert die Zeit der Trauer. Das Kind übernimmt einige Züge des verstorbenen Elternteils und schreibt sie sich vorübergehend (oder nicht) zu. Unter diesen Zügen kann es diejenigen auswählen, die zugleich das Leben und den Tod des Elternteils bedeuten. Es sind dies Zeichen seiner Krankheit. Das Kind zeigt folglich Symptome, die von nah oder fern an diejenigen gemahnen, an denen der Elternteil verstorben ist. Ohne unmittelbar erkrankt zu sein, kann es von dem Gedanken besessen sein: »Auch ich werde sterben.« Dieser Gedanke nähert es in gewissem Sinne dem Toten an, macht es ihm ähnlich: Wenn es wie er ist, hat es ihn nicht verloren. Aus Phantasien um das Gesetz der Vergeltung können sich überdies Phobien entwickeln, die durch Identifikation mit dem Toten unterhalten werden. Das Kind wird ängstlich, passiv, abhängig. Sofern eine überprotektive Haltung seiner Eltern die Reaktion darauf ist, werden die Phobien sich verschlimmern.

Wenn er den Verlust eines kleinen Kindes akzeptiert – der für den Elternteil ein narzißtischer Verlust ist –, verliert ein Erwachsener doch nicht ein anderes Selbst oder einen Teil seines Selbst. Er verliert ein Liebes- oder Haßobjekt. Das Kind aber verliert ein Liebesobjekt und ein Identifikationsobjekt zugleich, wenn es einen Elternteil verliert. Die sich aufbauende Identifikation mit diesem Elternteil, der verstarb, wird nicht plötzlich gestoppt, sondern wird in ihrer Entwicklung verändert. Ist zum Zeitpunkt des Todes ein bestimmtes Stadium der Identifikation mit dem Elternteil überschritten, so kann das Kind diesen Prozeß fortsetzen durch seine Erinnerung und die verinnerlichten Anteile des Elternteiles sowie mit Hilfe des überlebenden Elternteils. Wenn mitten im Identifikationsprozeß mit ihm ein Elternteil stirbt, kann das Kind seine Entwicklung fortsetzen dank der Anwesenheit des verstorbenen Elternteils in der Liebe und den Worten desjenigen, der ihm nahe bleibt. Es kann dabei eine Ersatzperson helfen, die die Aufgabe und die Rolle des verstorbenen Elternteils übernimmt. Damit die Ersatzperson diese Rolle übernehmen kann, darf sie zu dem verstorbenen Elternteil nicht in einer rivalisierenden Beziehung gestanden haben.

Verliert ein kleines Kind einen Bruder oder eine Schwester, die etwa gleichaltrig waren – der Extremfall ist der eines Kindes, das einen Zwilling verliert –, so verliert das Kind sich selbst, je mehr jeder der andere ist. (Und ist es nicht häufig so?) Der Tod des einen schlägt eine tiefe »narzißtische Wunde«, die beim Erwachsenen ihre Entsprechung nur im Verlust des Kindes hat, das ein Teil oder die Verdopplung des Selbst war. Beim Kind kommt zur »narzißtischen Wunde« der Verlust der Identität hinzu. Je früher in der Kindheit des Subjekts der Bruder starb, um so tiefer ist die Wunde. Bei diesen Kindern kann man mit Recht von einer Identifikation mit dem Toten als Toten sprechen und nicht mit der Person, die gestorben ist.

Ein Todesfall in einer Familie zieht für das Kind eine Reihe von Veränderungen nach sich, die über den Verlust der Person hinausgehen. Die erste Veränderung im Geist des Kindes ist der Zerfall der Allmacht, die es seinen Eltern zuschrieb – besonders wenn der Tote ein Bruder oder eine Schwester ist. Der »Überlebende« schwankt zwischen zwei Positionen: die Idee der Ohnmacht der Eltern zu akzeptieren oder ihre Feindseligkeit anzunehmen und folglich vom »Sie haben ihn sterben lassen« zum »Sie haben ihn getötet« zu kommen. Auf jeden Fall ist für ihn das Bild der Eltern verändert. Hinzu kommt eine reale Veränderung der Eltern, die ebenfalls trauern. Das Kind verliert seine früheren Eltern. Entsprechend ihren Trauerreaktionen kann ein Kind zunehmende, ja sogar übermäßige Liebe von ihnen empfangen oder, im Gegenteil, eines Teils ihrer Liebe beraubt werden. Gemäß dem Platz, den das verstorbene Kind auf dem Schachbrett der Familienbeziehungen eingenommen hat, bewirkt sein Verlust bei den Eltern Ablehnung oder, im Gegenteil, Wiedergutmachung und Ausgleich in den Beziehungen zu dem lebenden Kind. Monopolisiert der Verstorbene ihre Gedanken und rückt in das Zentrum ihres Lebens, so wird das Kind neben ihnen, wie es leibt und lebt, mit seinen Bedürfnissen und Wünschen entsprechend verarmen. Da dem Tod und dem Toten ein unerhörtes Gewicht beigemessen wird, wird es für das Kind überaus schwierig, lebendig zu bleiben und die Stadien der Rivalität im Leben zu durchschreiten. Dies ist eine der Möglichkeiten; eine andere ist, daß das Kind für die Eltern den Platz, den der andere zuvor einnahm, ausfüllen muß. Außer seiner eigenen Traurigkeit teilt es auf jeden Fall immer diejenige seiner Eltern. »Ich muß Mama anrufen, sonst wird sie sich zu einsam fühlen . . .«

Viele Kinder versuchen für ihren Vater, für ihre Mutter die Rolle des verfügbaren Trösters, der Stütze zu spielen. Sie möchten den unglücklichen oder einsamen, verlassenen Elternteil wiederaufrichten, ihn vor dem Leid retten, das er erfahren hat, und ihn gegen weiteres Leid schützen. Dieser Wiedergutmachungswunsch ist ein Zeichen des Lebenstriebes. Während des ganzen Lebens wird er neben den Wünschen der Kreation und der Vereinigung bestehen bleiben – ebenso lange wie der Todestrieb und seine Abkömmlinge, die er bekämpft.

Es wird deutlich, wie wichtig die Art und Weise ist, wie ein Elternteil oder beide Eltern selbst trauern, ohne ihre Trauer zu verbergen oder sich von ihr aufzehren zu lassen und auch ohne bei ihrem Kind Hilfe suchen zu müssen in einem Augenblick, da es selbst so sehr der Zuwendung bedarf. Ihre Depression beeinflußt die Aufmerksamkeit und Liebe, mit der sie es zuvor umgaben.

So kommt zu der Trauer, die das Kind leisten muß, noch die Last des Leidens seiner Eltern hinzu. Es ist vor eine komplexere Aufgabe gestellt als der Erwachsene. Und diese Aufgabe ist um so schwieriger zu bewältigen, als sie in einem Augenblick hervortritt, da der Verlust des Elternteils es eines Identifikationspunktes beraubt hat. Gleichwohl ist das Kind oft gezwungen, zu schweigen. Denn es ist der wertvollste Teil des Elternteils, der Teil, der lebendig und existenzfähig erhalten, der glücklich gemacht werden muß. Dieser Wunsch, das Kind glücklich zu machen, entspricht der großen Liebe. Wunsch und Liebe sind so groß, daß für den Elternteil das Leid des Kindes unerträglich ist. Das Kind weiß es und versinkt in Schweigen.

Der Tod des anderen ist eine Wunde, die große Narben zurückläßt. Obschon er das Ende eines Lebens bezeichnet, ist er für den Überlebenden nicht das Ende der Beziehungen zu diesem Leben. Sie werden im Verlaufe der Trauer verändert, umgeformt. Einige Träume legen Zeugnis von dieser Entwicklung am Ende der Trauer ab. Der Tote erscheint und spricht bittend den Träumer an, ihn anzusehen, ihn zu betrachten, mit ihm zu reden, bei ihm zu bleiben. Der Träumer schwankt, ob er den Toten wiedererkennen, diesen Aufforderungen nachkommen soll. Er zögert, seine neuen Aktivitäten, sein neues Leben fortzusetzen. Diese Träume sind beängstigend, im allgemeinen unterbricht sie das Erwachen. Durch die Träume hat der Überlebende den Toten wiedergefunden. Doch trotz des dadurch entstehenden Schuldgefühls wird er ihn zugunsten des Lebens und seiner neuen Besetzungen verlassen.

Im täglichen Leben zeichnet sich das Ende einer Trauer in unterschiedlicher Weise ab. Der »Frieden« mit dem Verstorbenen, lebendig im eigenen Selbst, setzt Gefühle frei für andere Besetzungen, für Freude am Leben. Von diesem Frieden mit dem Tod wollen wir nur ein Zeichen herausstellen. Sein Foto ist uns lieb, es ist uns nicht unentbehrlich. Das Foto symbolisiert die Abwesenheit und die Gegenwärtigkeit. Das Kind erwirbt früh die Symbolisierungsfähigkeit. Von den ersten Monaten an bemüht es sich, seine Angst vor dem Verlust und seine Angst, selbst zu verschwinden, zu meistern. Noch bevor es sprechen kann, lassen sich beim Kind Riten oder Spiele erkennen, die an diesem Symbolisierungsprozeß teilnehmen. Das Baby weint und erschrickt, wenn es den Kopf mit Bettüchern zudeckt, und lacht hell auf, wenn es ihn aufdeckt. Dieses Spiel wurde von den Engländern sehr treffend »Versteckspiel«[21] genannt, ein Terminus, dessen Etymologie den Sinn »lebendig – tot« angibt. Abwechselnd solche Freuden und Schrecken hervorzurufen oder zu ertragen – zu sein und zu verschwinden –, vermag nur ein Kind, das sich in Sicherheit fühlt. Freud hat bei seinem Enkel ein analoges Spiel beschrieben, das unter dem Namen »fort-da« bekannt wurde. Das achtzehn Monate alte Kind vergnügte sich damit, Gegenstände, insbesondere eine Garnrolle, über den Rand seines Bettchens zu werfen und dann wieder auftauchen zu lassen. Dieses Spiel begleitete es mit »o O o« und »Da Da«, Phonemen, die von seinem Großvater und seiner Mutter als »fort« und »da« identifiziert wurden. Freud erblickt hierin das Zeichen für die Symbolisierung der Abwesenheit und der Anwesenheit, des Verschwindens und des Wiederauftauchens der Mutter. Wir möchten betonen, daß dieses Spiel durch die positiven Beziehungen dieses Kindes zu seiner Mutter möglich und erträglich war, die sich seit der Geburt ständig um es gekümmert hatte.

Dieses Symbolisieren im Spiel, dieses Differenzieren-Können zwischen Abwesenheit und Anwesenheit ist das erste Stadium, in dem an einem Kind das Unterscheidungsvermögen zwischen Da-Sein und Nicht-da-Sein festgestellt werden kann. Diese Spiele finden nur während einer kurzen Trennung statt, die um so kürzer sein muß, je jünger das Kind ist. Das definitive Verschwinden im Tod läßt das noch nicht sprechende Kind eine lange Trennung, eine zu lange Trennung erleben. Alle notwendigen Voraussetzungen zum Verständnis des Todes als definitive Trennung sind bei ihm nicht gegeben. Sie werden erst im Alter von achtzehn Monaten bzw. zwei Jahren mit dem Spracherwerb, der Sprachbeherrschung und mit der Symbolisierung erworben. Es muß unterscheiden können zwischen belebt und nicht-belebt, einen Begriff der Zeit, der Dauer, der Unendlichkeit, der Vergangenheit, der Zukunft und der Beziehungen zwischen Ursache und Wirkung haben. Diese Bedingungen erfüllen sich bei jedem Kind im Rahmen seiner eigenen, individuellen Entwicklung und sind von zahlreichen Faktoren abhängig, die einerseits in seiner Umgebung, seinem Verhalten und seinen Einstellungen liegen; andererseits begünstigen oder hemmen frühere Erfahrungen, die das Kind in seinen Beziehungen zu anderen oder zu sich selbst gemacht hat, diese Entwicklung. Solange diese Bedingungen nicht erfüllt sind, scheint es uns nicht legitim, von Trauer zu sprechen. Aber die Frage nach den Folgen des Verlustes der Mutter für das Kind bleibt offen. In diesem Alter ist der Tod eine verlängerte Trennung und um so verheerender, als ihre Dauer nicht verarbeitet werden kann. Erst vom sechsten Lebensmonat an erkennt das Kind seine Mutter als ganze Person, als »Eine«, als »Vollständige« und »Andere« als es selbst. Dies aber ist eine Grundvoraussetzung dafür, daß das Kind den Verlust der Mutter wahrzunehmen vermag. Vor dem sechsten Lebensmonat ist ein Kind, dessen Mutter stirbt, in unserer Gesellschaft selten einem totalen Entzug unterworfen. Es signalisiert Verzweiflung, aber es kann sich einer adäquaten Ersatzperson anpassen. Das bedeutet nicht, daß es überhaupt nicht durch den Trauerfall gezeichnet wäre. Dies ist es unzweifelhaft und zumindest durch den Familiendiskurs über diesen Tod, sei dieser nun explizit oder nicht. Aber die unmittelbaren Auswirkungen dürfen nicht im Rahmen der Trauerreaktionen gesehen werden. Vom sechsten Monat an hat jede verlängerte Trennung unmittelbare Folgen – Bowlby hat sie beschrieben. Nach einer Phase des Protests, der Revolte, des Zorns, die mehrere Wochen dauern kann, tritt ein Zustand der Verzweiflung, der Apathie und des monotonen Weinens ein. Bestimmte Fähigkeiten, zum Beispiel die zur Sauberkeit, verschwinden, und der Autoerotismus erscheint wieder oder verstärkt sich. Das Kind löst sich von dem verlorenen Objekt, es entzieht ihm die Besetzung oder verleugnet es.

Diese Beschreibung ist freilich im Vergleich zu der Vielzahl der Ereignisse viel zu allgemein. Ein Blick auf den Fall Philipp zeigt dies bereits. Dieses dreizehn Monate alte Kind, das von seiner Mutter getrennt wurde, reagierte tagelang, jedesmal wenn es frustriert oder gestört wurde, in folgender Weise: Es wiederholte die Bewegungen, die seine Mutter ausführte, während sie ein Lied für es summte und es wiegte, wenn es traurig war. Überaus vielfältig sind auch die Beziehungen, die das Kind mit der mütterlichen Ersatzperson aufnimmt. Es mag zum Beispiel nicht die Arme des Erwachsenen verlassen, aber auch nicht sein Gesicht betrachten. Die Ambivalenz schwankt zwischen der Zurückweisung, der Feindseligkeit und der Bitte um ständige Anwesenheit und fortgesetzten Schutz.

Die Dauer und Intensität der verschiedenen Symptome, die das Kind zwischen sechs und achtzehn Monaten nach der Trennung von seiner Mutter zeigt, variieren erheblich. Sie sind abhängig davon, ob es eine Ersatzperson gibt oder nicht und ob diese Ersatzperson seine Traurigkeit zu verstehen und darauf einzugehen imstande ist oder nicht. Grob gesagt, die Störung ist um so größer, je mehr Zeit zwischen dem Verlust der Mutter und der möglichen Besetzung einer Ersatzperson verstreicht. Das Kind, das noch nicht sprechen kann, kennt zwar nicht den Tod; aber es kennt die Abwesenheit.

## *Anmerkungen*

1 Wortspiel mit dem französischen Wort »cafard«, das sich im Deutschen nur schwer wiedergeben läßt. Cafard ist die Küchenschabe, die in der Tat in den alten französischen Krankenhäusern vorkommt; »avoir le cafard« ist ein gängiger Ausdruck für »sich einsam, traurig, verlassen fühlen«.

2 Raimbault, G. *Mors certa, hora certa. L'inconscient,* 1968, S. 135.

3 Wortspiel mit mol = Mole (= Blasenmole) und fol (folle), einer anderen Form für fou = verrückt. Dieses Wortspiel ist im Deutschen nicht wiederzugeben.

4 Freud, S. *Das Motiv der Kästchenwahl,* in: *Studienausgabe* Bd. 10, Frankfurt am Main 1969.

5 Raimbault, G., *Psychoanalyse et recherches pédiatriques,* in: *Revue de médecine psychosomatique et de psychologie médicale* 1967, IX, S. 103.

6 Wortspiel mit dem lateinischen infirmus = krank, das im 16. Jahrhundert durch Lautverschiebung zu enfermé = eingeschlossen wurde.

7 Lacan, J., *Ecrits,* Paris 1966, S. 114.

8 In: Blondin, S., Weiss, A., *Le traitement chirurgical de l'hypertension artérielle.* Rapport au 51. Congrès de Chirurgie, Paris 1948, S. 174.

9 Kempf, M. et Raimbault, G., *Chronique de Renata, une enfant »du rein,«* in: *Evolution Psychiatrique,* XXXIX, 1974, S. 517.

10 Zystinose: Erbkrankheit, wahrscheinlich vererbt. Das Gen, das die Krankheit überträgt, macht sich nur bemerkbar, wenn es auf den beiden Chromosomenpaaren existiert, d.h. wenn es von dem Vater und der Mutter zugleich übertragen wird. Der Beginn dieser Krankheit liegt in den ersten Lebensmonaten und zeigt Symptome, die verschiedenen pathologischen Zuständen des Säuglings eigen sind (Durst, Polyurie, Temperaturschwankungen, Obstipation, Erbrechen, Dehydratation), und Minderwuchs. In den ersten Lebensjahren stehen Knochenanomalien und Nierenstörungen im Vordergrund. Der Verlauf der Krankheit war früher meistens durch Tod in den ersten Lebensjahren gekennzeichnet, während mit den gegenwärtigen therapeutischen Möglichkeiten der Verlauf günstig beeinflußt werden kann. Die Hämodialyse und die Transplantation haben die Prognose verbessert und beträchtliche Überlebenszeiten erlaubt.

11 Bibi Fricotin ist der Held einer Comic-strip-Serie gleichen Namens, die in den Jahren 1950 bis 1960 weit verbreitet war.

12 Tryon T., *The Other,* New York 1971.

13 Wir danken Frau O. Dulong und Frau M. Debré, die uns das Material dieser Beobachtung freundlicherweise überließen.

14 Harold Kolansky, *Treatment of three-year old girl's infantile neurosis: stammering and insect phobia,* in *Psychoanalytic Study of the Child,* 1960, XV, S. 261.

15 Barnes, M.J. *Reactions to the death of a mother,* in: *Psychoanalytic Study of the Child* 1964, XIX, S. 334.

16 Adèle Scharl *Regression and Restitution in Object loss, Psychoanalytic Study of the Child,* 1961, XVI, S. 471.

17 Rosenblatt, *Young boy's reactions to the death of his sister,* in: *Journal American Child Psychiatry*, 1969, VIII, S. 321.

18 Wolfenstein, M., *Loss, Rage, and Repetition,* in *Psychoanalytic Study of the Child,* 1969, XXIV, S. 432.

19 Wolfenstein, M., *Loss, Rage, and Repetition,* in: *Psychoanalytic Study of the Child,* 1969, XXIV, S. 432.

20 Freud, S., *Fetischismus,* in: *Studienausgabe* Band 3, Frankfurt/Main 1975.
21 Dieses Spiel heißt im Englischen »peek-a-boo«.

## Bibliographie

Wir empfehlen die Lektüre folgender Arbeiten:


*L'enfant devant la maladie et la mort*. Livre annuel international de psychiatrie infantile, Paris, 1971

*Mort et Présence, Ed. Godin, R., Brüssel, 1971*

CASTETS, B., *La Mort de l'autre,* Toulouse, 1974

KÜBLER – ROSS, E., *Rencontre avec les mourants,* in: *Relation avec le malade,* 23. Jg., Nr. 2, 1974

*The meaning of death,* Hrsg. Feifel, New York, 1965

AUBRY, J., *La carence de soins maternels,* Paris, 1955

BOWLBY, J., *Grief and mourning in infancy and early childhood,* in: *Psychoanalytic Study of the Child, XV,* 9, 1962

CAIN, A. C., Fast, I., ERICKSON, *Children's disturbed reactions to death of sibling,* in: *Am. J. Orthopsychiatry, 34,* 741, 1964

DIATKINE, R., *Agressivité et fantasme d'agression,* Paris, 1964

FABRE-LUCE, A., *La mort a changé,* Paris, 1966

FREUD, S., *Jenseits des Lustprinzips,* Studienausgabe, Band 3; *Das Ich und das Es,* Studienausgabe, Band 3; *Zeitgemäßes über Krieg und Tod,* Studienausgabe, Band 9; *Massenpsychologie und Ich-Analyse,* Studienausgabe, Band 9, Frankfurt am Main, 1969–75

FREUD, S., *Hemmung, Symptom und Angst,* Studienausgabe, Band 6, Frankfurt am Main, 1969–75

FREUD, S., *Das Motiv der Kästchenwahl,* Studienausgabe, Band 10, Frankfurt am Main, 1969–75

FREUD, S., *Die Traumdeutung,* Studienausgabe, Band 2, Frankfurt am Main, 1969–75

FREUD, S., Studienausgabe, Band 3, Frankfurt am Main, 1975

FURMAN, R., *Death and the young child: some preliminary considerations,* in: *The Psychoanalytic Study of the Child, 29,* 321, 1964. Deutsch in: *Psyche, 20,* 766, 1966

JACQUARD, R., *La pulsion de mort chez Mélanie Klein,* Lausanne, 1971

KARON, M., VERNICK, J., *Approach to emotional support of fatally ill children,* in: *Clin. Pediat., 7,* 274 (1968)

KLEIN, M., *Die Psychoanalyse des Kindes,* München, 1973

KNUDSON, A. G. JR. und NATTERSON, J. M., *Participation of the parents in the hospital care of fatally ill children,* in: *Pediatrics, 26,* 484, 1960

KÜBLER – ROSS, E., *Interviews mit Sterbenden,* Stuttgart – Berlin, 1969

*Loss and grief. Psychological management in Medical Practice*. Hrsg.: Schoenberg, B., Carr, A., Peretz, D. und Kutscher, A., New York, 1970

MAURER, A., *Maturation on concepts of death,* in: *British J. Med. Psychology, 39,* 35, 1966

*Modern Perspectives in Child Development*. Hrsg.: Solnit, S. A. und Provence, S. New York, 1963
NATTERSON, J. M. und KNUDSON, A. G. JR., *Observations concerning fear of death in fatally ill children and their mothers*, in: *Psychosomatic medicine*, *22*, 456, 1960
RAIMBAULT, G., *Mors certa, hora certa*, in: *L'inconscient*, *8*, 135 1969
RAIMBAULT, G. und ROYER, P., *Thématique de la mort chez l'enfant atteint de maladie chronique*, in: *Archives Françaises de Pediatrie*, *26*, 1041, 1969
SOLNIT, A. und GREEN, M., *Psychological considerations in the the management of death on pediatric services. The doctor and the child's family*, in: Pediatrics, *24*, 106, 1959
VERNICK, J. und KARON, M., *Who's afraid of death on a leukemia ward?*, in: *Am. J. of Diseases of Children*, *109*, 393, 1955
WAECHTER, E. H., *Children's awareness of fatal illness*, in: *Am. J. of nursing*, 1168, 1971.

edition suhrkamp

801 Wlodzimierz Brus, Sozialistisches Eigentum und politisches System
802 Johannes Gröll, Erziehung im gesellschaftlichen Reproduktionsprozeß
803 Rainer Werner Fassbinder, Stücke 3
804 James K. Lyon, Bertolt Brecht und Rudyard Kipling
805 Agnes Heller, Das Alltagsleben. Herausgegeben von Hans Joas
806 Gesellschaft, Beiträge zur Marxschen Theorie 6
807 Gilles Deleuze/Félix Guattari, Kafka. Für eine kleine Literatur
808 Ulrike Prokop, Weiblicher Lebenszusammenhang
809 G. Heinsohn / B. M. C. Knieper, Spielpädagogik
810 Mario Cogoy, Wertstruktur und Preisstruktur
811 Ror Wolf, Auf der Suche nach Doktor Q.
812 Oskar Negt, Keine Demokratie ohne Sozialismus
813 Bachrach/Baratz, Macht und Armut
814 Bloch/Braudel/L. Febvre u. a., Schrift und Materie der Geschichte
815 Giselher Rüpke, Schwangerschaftsabbruch und Grundgesetz
816 Rainer Zoll, Der Doppelcharakter der Gewerkschaften
817 Bertolt Brecht, Drei Lehrstücke: Badener Lehrstück, Rundköpfe, Ausnahme und Regel
818 Gustav Landauer, Erkenntnis und Befreiung
819 Alexander Kluge, Neue Geschichten. Hefte 1-18
820 Wolfgang Abendroth, Ein Leben in der Arbeiterbewegung
821 Otto Kirchheimer, Von der Weimarer Demokratie zum Faschismus
822 Verfassung, Verfassungsgerichtsbarkeit, Politik. Herausgegeben von Mehdi Tohidipur
823 Rossana Rossanda / Lucio Magri u. a., Der lange Marsch durch die Krise
824 Altvater/Basso/Mattick/Offe u. a., Rahmenbedingungen und Schranken staatlichen Handelns
825 Diskussion der ›Theorie der Avantgarde‹. Herausgegeben von W. Martin Lüdke
826 Fischer-Seidel, James Joyces »Ulysses«
827 Gesellschaft, Beiträge zur Marxschen Theorie 7
828 Rolf Knieper, Weltmarkt, Wirtschaftsrecht und Nationalstaat
829 Michael Müller, Die Verdrängung des Ornaments
830 Manuela du Bois-Reymond, Verkehrsformen zwischen Elternhaus und Schule
831 Henri Lefebvre, Einführung in die Modernität
832 Herbert Claas, Die politische Ästhetik Bertolt Brechts vom Baal zum Caesar
833 Peter Weiss, Dramen I
834 Friedensanalysen 2
835-838 Bertolt Brecht, Gedichte in 4 Bänden
839 Géza Róheim, Psychoanalyse und Anthropologie
840 Aus der Zeit der Verzweiflung. Beiträge von Becker/Bovenschen/Brackert u. a.

841 Fernando H. Cardoso/Enzo Faletto, Abhängigkeit und Entwicklung in Lateinamerika
842 Alexander Herzen, Die gescheiterte Revolution
844 Otthein Rammstedt, Soziale Bewegung
845 Ror Wolf, Die Gefährlichkeit der großen Ebene
847 Friedensanalysen 3
848 Dieter Wellershoff, Die Auflösung des Kunstbegriffs
849 Samuel Beckett, Glückliche Tage
850 Basil Bernstein, Beiträge zu einer Theorie
851 Hobsbawm/Napolitano, Auf dem Weg zum ›historischen Kompromiß‹
852 Über Max Frisch II
853 Brecht-Jahrbuch 1976
854 Julius Fučík, Reportage unter dem Strang geschrieben
856 Dieter Senghaas, Weltwirtschaftsordnung und Entwicklung
857 Peter V. Zima, Kritik der Literatursoziologie
858 Silvio Blatter, Genormte Tage, verschüttete Zeit
859 Russell Jacoby, Soziale Amnesie
860 Gombrich/Hochberg/Black, Kunst, Wahrnehmung, Wirklichkeit
861 Blanke/Offe/Ronge u.a., Bürgerlicher Staat und politische Legitimation. Herausgegeben von Rolf Ebbighausen
863 Gesellschaft, Beiträge zur Marxschen Theorie 8/9
864 Über Wolfgang Koeppen. Herausgegeben von Ulrich Greiner
865 Gesellschaft 12
866 Fichant/Pêcheux, Überlegungen zur Wissenschaftsgeschichte
867 Ernst Kris, Die ästhetische Illusion
868 Brede/Dietrich/Kohaupt, Politische Ökonomie des Bodens
870 Umwälzung einer Gesellschaft. Herausgegeben von Richard Lorenz
871 Friedensanalysen 4
872 Piven/Cloward, Regulierung der Armut
873 Produktion, Arbeit, Sozialisation. Herausgegeben von Th. Leithäuser und W. R. Heinz
874 Max Frisch/Hartmut von Hentig, Zwei Reden zum Friedenspreis des Deutschen Buchhandels 1976
875 Eike Hennig, Bürgerliche Gesellschaft und Faschismus in Deutschland
876 Bolius, Erziehungsroman
877 Starnberger Studien 1
878 Leithäuser/Volmerg/Wutka, Entwurf zu einer Empirie
879 Peter Bürger, Aktualität und Geschichtlichkeit
880 Tilmann Moser, Verstehen, Urteilen, Verurteilen
881 Loch/Kernberg u. a., Psychoanalyse im Wandel
882 Michael T. Siegert, Strukturbedingungen von Familienkonflikten
883 Erwin Piscator, Theater der Auseinandersetzung
884 Politik der Subjektivität. Texte der italienischen Frauenbewegung, Herausgegeben von Michaela Wunderle
885 Hans Dieter Zimmermann, Vom Nutzen der Literatur

886 Gesellschaft, Beiträge zur Marxschen Theorie 10
887 Über Hans Mayer, Herausgegeben von Inge Jens
888 Nicos Poulantzas, Die Krise der Diktaturen
889 Alexander Weiß, Bericht aus der Klinik
890 Bergk/Ewald/Fichte u. a., Aufklärung und Gedankenfreiheit. Herausgegeben und eingeleitet von Zwi Batscha
891 Friedensanalysen 5
892 Franz L. Neumann, Wirtschaft, Staat, Demokratie
893 Georges Politzer, Kritik der Grundlagen der Psychologie
895 Umberto Eco, Zeichen. Einführung in einen Begriff und seine Geschichte
897 Ralph-Rainer Wuthenow, Muse, Maske, Meduse
898 Cohen/Taylor, Ausbruchversuche. Identität und Widerstand
901 Der bürgerliche Rechtsstaat. Herausgegeben von Mehdi Tohidipur
902 Ernest Borneman, Psychoanalyse des Geldes
903 Steven Marcus, Umkehrung der Moral
904 Alfred Sohn-Rethel, Warenform und Denkform
905 Beiträge zur Soziologie der Gewerkschaften. Hrsg. von Joachim Bergmann
906 Brecht-Jahrbuch 1977
907 Horst Kern, Michael Schumann, Industriearbeit und Arbeiterbewußtsein
908 Julian Przybós, Werkzeug aus Licht
910 Peter Weiss, Stücke II
913 Martin Walser, Das Sauspiel mit Materialien. Herausgegeben von Werner Brändle
916 Dürkop/Hardtmann (Hrsg.), Frauen im Gefängnis
917 Bowles S./Gintis H., Pädagogik und die Widersprüche der Ökonomie
918 Klaus-Martin Groth, Die Krise der Staatsfinanzen
920 Tagträume vom aufrechten Gang. Sechs Interviews mit Ernst Bloch, Herausgegeben von Arno Münster
921 Silvia Bovenschen, Die imaginierte Weiblichkeit
922 Anderson, Von der Antike zum Feudalismus
923 Sozialdemokratische Arbeiterbewegung, Band 1, Herausgegeben von Wolfgang Luthardt
925 Friedensanalysen 6
927 Ausgewählte Gedichte Brechts, Herausgegeben von Walter Hinck
928 Betty Nance Weber, Brechts ›Kreidekreis‹
929 Auf Anregung Bertolt Brechts: Lehrstücke. Herausgegeben von Reiner Steinweg
930 Walter Benjamin, Briefe 1 und 2. Herausgegeben von Gershom Scholem und Theodor W. Adorno
932 Jugendarbeitslosigkeit. Herausgegeben von Gero Lenhardt
933 Ute Gerhard, Verhältnisse und Verhinderungen
934 Sozialdemokratische Arbeiterbewegung, Band 2, Herausgegeben von Wolfgang Luthardt
935 Literatur ist Utopie. Herausgegeben von Gert Ueding
936 Berger/Heßler/Kavemann, Brot für heute, Hunger für morgen

937 Labrousse, Lefebvre, Soboul u. a. Geburt der bürgerlichen Gesellschaft 1789. Herausgegeben von I. A. Hartig
938 Habermas, Bovenschen u. a., Gespräche mit Marcuse
939 Thomas Brasch, Rotter Und weiter
940 Simone Weil, Fabriktagebuch
941 Ute Volmerg, Identität und Arbeitserfahrung
942 Klaus Eßer, Lateinamerika
943 Gewerkschaften und Strafvollzug, Hrsg. v. Lüderssen u. a.
944 Alexander von Brünneck, Politische Justiz
945 Jacques Derrida, Die Stimme und das Phänomen
948 Thompson/Caspard/Puls; Alltagspraxis, Wahrnehmungsformen, Protestverhalten
949 Julia Kristeva, Die Revolution der poetischen Sprache
954 Elias/Lepenies, Zwei Reden. Theodor W. Adorno-Preis 1977
955 Friedensanalysen 7
956 Brecht-Jahrbuch 1978. Hrsg. Fuegi/Grimm/Hermand
957 Gesellschaft, Beiträge zur Marxschen Theorie 11
958 Friedensanalysen 8
959 Martin Walser, Wer ist ein Schriftsteller?
960 Albert Soboul, Französische Revolution und Volksbewegung
962 Bettelheim/Mészarós/Rossanda u. a., Zurückforderung der Zukunft
963 Starnberger Studien 2
964 Nach dem Protest. Literatur im Umbruch. Herausgegeben von W. Martin Lüdke
966 Kern, Kampf um Arbeitsbedingungen
968 Frauen, die pfeifen. Herausgegeben von R. Geiger, H. Holinka, C. Rosenkranz, S. Weigel
969 Ernst Bloch, Die Lehren von der Materie
970 Giuliano Scabia, Das große Theater des Marco Cavallo
971 Siegfried Kracauer, Jacques Offenbach
974 Jirí Kosta, Abriß der sozialökonomischen Entwicklung der Tschechoslowakei 1945-1977
975 Nathan, Ideologie, Sexualität und Neurose
976 Bernd Jürgen Warneken, Literarische Produktion
979 Bertolt Brecht, Tagebücher 1920-1922
981 Jeanne Favret-Saada, Die Wörter, der Zauber, der Tod
983 Bassam Tibi, Internationale Politik und Entwicklungsländer-Forschung
984 Dieter Kühn, Löwenmusik
985 Agnes Schoch, Vorarbeiten zu einer pädagogischen Kommunikationstheorie
987 Augusto Boal, Theater der Unterdrückten
989 Brecht-Jahrbuch 1979
992 Naturalismus/Ästhetizismus. Herausgegeben von Bürger/Schutte-Sasse
996 Starnberger Studien 3
1000 Stichworte zur ›Geistigen Situation der Zeit‹ 1. Band, Nation und Republik; 2. Band, Politik und Kultur. Herausgegeben von Jürgen Habermas.

## Alphabetisches Verzeichnis der edition suhrkamp